もっとねころんで読める抗菌薬

やさしい抗菌薬入門書 2

浜松医療センター
院長補佐・感染症内科長・衛生管理室長
矢野邦夫
著

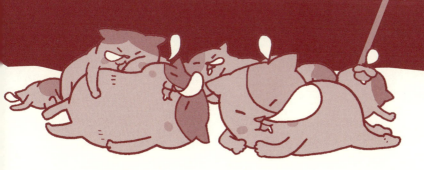

メディカ出版

はじめに

　既に「ねころんで読める抗菌薬」を出版し、「抗菌薬処方のための心得」「抗菌薬」「病原体」についてのお話をいたしました。そして、数カ月を経て「もっとねころんで読める抗菌薬」を刊行することになりました。

　多忙な臨床現場では患者に必要な抗菌薬を迅速に決定しなくてはならないことがあります。しかし、「感染症→抗菌薬」というような短絡的な判断をしてほしくはありません。その抗菌薬が選択される背景についてどうしても理解してほしいのです。

　「もっとねころんで読める抗菌薬」では外来や病棟で経験する可能性のある感染症について解説するとともに、「ポイント」の中で推奨抗菌薬を提示いたしました。時間のあるときに本文を読んで各感染症における抗菌薬の選択について理解していただき、臨床現場で処方が必要なときには「ポイント」で再確認していただければと思います。

　本書は救急外来、一般外来、病棟に配備し、即戦力として利用できるように作成されています。感染症の患者に直面している医療現場において、適切な抗菌薬を迷うことなく選択できることを目的としています。それ故、「もっとねころんで読める抗菌薬」を感染症治療において座右の書にしていただければ幸いです。また、このような企画を提示していただいたメディカ出版の井澗富美氏に心から感謝の意を表したいと思います。

平成27年2月吉日
浜松医療センター
矢野　邦夫

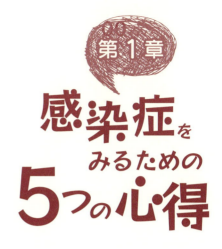

第1章
感染症をみるための5つの心得

1. そこで歴史が始まる　10

2. 熱帯雨林では暖房機器は売れない。南極では冷房専用エアコンは販売しない　12

3. 旅行する前には旅行本で現地の状況を確認しよう　14

4. テレビの刑事番組では「犯行現場」と「犯人像の絞り込み」が重要な構成要素である　16

5. 美食は満腹になったら、追加注文しない!　18

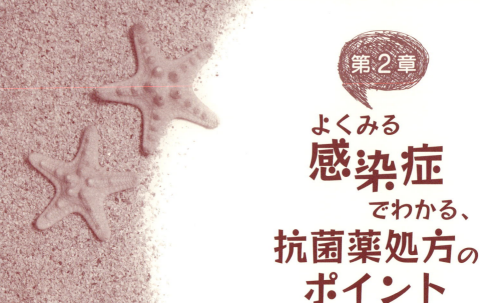

第2章

よくみる
感染症
でわかる、
抗菌薬処方の
ポイント

1. 発熱性好中球減少症 22

2. 髄膜炎 30

3. 骨髄炎 39

4. 肺炎 45

5. 中耳炎および副鼻腔炎 56

6. 心内膜炎 62

7. 腸管感染症、胆嚢炎・胆管炎、腹膜炎 68

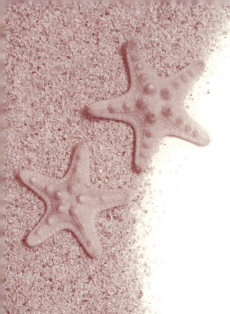

8. 尿路感染症 77

9. 皮膚感染症 87

10. 熱傷 99

11. 性感染症 104

12. 手術部位感染 113

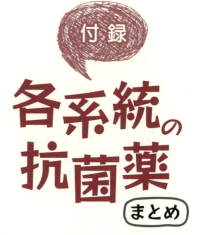

付録

各系統の抗菌薬 まとめ

～「ねころんで読める抗菌薬」より

122

第1章

感染症をみるための5つの心得

1. そこで歴史が始まる

不適切な抗菌薬の選択は後世に伝わる

　以前、タイムトラベルに関する映画を見たことがあります。過去を変化させることによって、現在を変えてしまうのです。この映画では過去の変化によって「暗い現在」が生まれ、主人公らが過去を修復することによって、「明るい現在」に戻るという設定でした。ある時点での不適切な行為から暗い歴史が始まってしまうのです。

　このような不適切な歴史は病院では頻繁に発生しています。抗菌薬が適切に使用されてきたA病院に、ある日、B病院から経験豊富な医師が移動してきたとしましょう。その医師は自分の専門分野には非常に詳しいのですが、抗菌薬についてはあまり興味がありません。そのため、感染症の治療や手術前に用いる抗菌薬は全く不適切なものであり、そのような処方を10年以上実施してきたのです。その医師がA病院に赴任して、これまで通りの不適切な抗菌薬を使用し始めると、経験の少ない若手の医師はそれを真似することになります。そして、そこで歴史が始まるのです。不適切に広域な抗菌薬が使用されたり、まったく的外れな抗菌薬が投与されるといった「暗黒の歴史」が始まるのです。そのような歴史は1年も続ければ、その病院に染みつき、なかなか元には戻らないのです。

　感染対策チームが抗菌薬の選択について指摘すると、「私はいつも、この抗菌薬を使用しているから、これでいい！」という医師がいます。そのときには、自分が「暗黒の歴史」の創始者になるのかもしれないということ

を認識してほしいのです。その処方を後輩が真似るかもしれません。他の診療科が真似るかもしれません。自分だけの問題ではないのです。「暗黒の歴史」は他の診療科にも伝播する可能性があるのです。

　「そこで歴史が始まる」というのは「適切な歴史」「科学的な歴史」「明るい歴史」ならば問題ありません。しかし、「不適切な歴史」「経験のみに基づく歴史」「暗黒の歴史」が始まることは、患者にとっても、病院にとっても、医療経済にとっても是非とも避けたいところです。

　「感染症をみる1つ目の心得」というのは「暗黒の歴史」の創始者にならないということです。そして、「暗黒の歴史」を見つけたならば、それを早期に修復して、適切な歴史に導く努力が必要なのです。後輩のために「暗黒の歴史」は、そこで断ち切ってほしいのです。

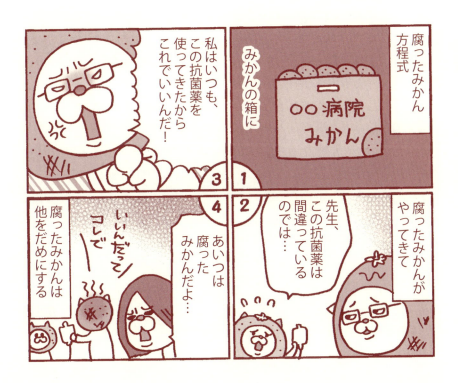

2. 熱帯雨林では暖房機器は売れない。南極では冷房専用エアコンは販売しない

患者の背景は必ず聴取する

　電化製品を販売している多国籍企業があったとしましょう。この企業は世界の各地に電化製品を販売しており、電化製品を売って売って売りまくるという戦略をとることとしました。この場合、市場調査をして様々な情報を得て、顧客の多い地域で、そこに適した製品を販売するのが普通です。半径50kmに民家もないような過疎地に大きな販売店を建てることは得策ではありません。また、熱帯雨林に行って、暖房機器を売ろうとしても誰も買わないでしょう。南極の越冬隊が冷房専用エアコンを購入することもありません。販売地域の情報を収集して、それを参考にして販売戦略を立てるのが適切なのです。

　感染症の診断や治療をする場合も、患者の状況や背景を十分に知っておく必要があります。例えば、腎盂腎炎や膀胱炎は女性に多くみられます。若い男性ではまれといってもよいでしょう。職場で元気に仕事している女性に発熱がみられ、左右のどちらかの腰部に叩打痛がみられれば、単純性腎盂腎炎を疑います。しかし、若い男性では腎盂腎炎以外の疾患を考える必要があり、腎盂腎炎であったとすれば、尿路系に問題がある複雑性腎盂腎炎の可能性があります。

　発熱患者に好中球減少があるかどうかも大きな問題です。抗がん剤治療によって好中球が低下しているという情報があれば、緑膿菌にも有効な抗菌薬を迅速に投与しなければならないからです。

足の蜂窩織炎で入院治療した患者が足白癬に加えて糖尿病も合併していたら、蜂窩織炎は再燃する可能性は高いと推測できます。必ず、足白癬を治療し、血糖をコントロールし、フットケアを徹底することを啓発します。
　肝硬変の患者が海水に曝露したあとに、発熱と水疱がみられれば、ビブリオ・バルニフィカス感染症を疑います。肝硬変の患者には海水浴は避け、海水のなかを歩かないような指導も必要です。しかし、肝硬変などの合併症のない日常的に元気な人ではビブリオ・バルニフィカス感染症は問題とはなりません。マラリアやエボラウイルス病のような疾患では渡航歴を聴取することが極めて大切です。渡航歴がなければ、これらの感染症に罹患している可能性が低くなるからです。
　このように感染症の診断には患者の背景が大変参考になるのです。単に、患者に発熱があるというだけでは感染症診療は前に進みません。患者の背景についての情報を入手することが大切です。

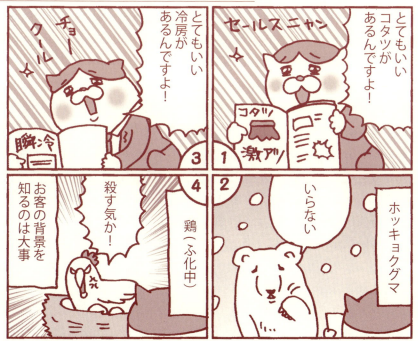

2. 熱帯雨林では暖房機器は売れない。南極では冷房専用エアコンは販売しない

3. 旅行する前には旅行本で現地の状況を確認しよう

アンチバイオグラムを必ず確認する

　旅行に出かけるときには、現地で十分に楽しめるように旅行本を購入する人は多いと思います。特産品や観光名所だけではなく、海外旅行に行くならば、その地域の気温や降雨量などの情報も気になるところです。冬のアラスカに行ってオーロラをみるときには氷点下何度になるのかを確認して、必要な防寒具を準備します。ペルーのクスコ市のような海抜3,000メートルを超えるところに行くならば、高山病対策が必要かもしれません。旅行前には旅行先の情報を収集しなければ大変なことになるかもしれないのです。

　このような移動先の状況を確認するといった当然なことが医療の世界では行われていないのです。例えとして緑膿菌を挙げてみましょう。緑膿菌の抗菌薬の感受性はA病院とB病院では異なります。A病院では有効であった抗菌薬がB病院では耐性度が高いということはよくみられることです。それにもかかわらず、A病院からB病院に人事異動した医師が、B病院の入院患者での血液培養のグラム染色で緑膿菌が疑われるということで、A病院での緑膿菌感染に有効であった抗菌薬を用いると、効果のない抗菌薬を使用してしまう可能性が高くなります。もちろん、感受性検査にて感受性があると確認されたならば同じ抗菌薬を使用してもよいでしょう。しかし、グラム染色で緑膿菌が疑われても、感受性結果が得られるまではその抗菌薬が緑膿菌に有効かどうかは明確ではありません。このときに役立つ

のがアンチバイオグラムです。その病院の緑膿菌について、どの抗菌薬の感受性が良好であり、どの抗菌薬の耐性が多いのかが明らかにされているからです。すなわち、病院を異動した医師は異動先の病院のアンチバイオグラムを確認しておく必要があるのです。

　それにもかかわらず、アンチバイオグラムに無頓着な医師は数多いのが現状です。自分の病院のアンチバイオグラムを確認することを怠っている医師は、出張先の天気情報や気温の確認も怠ってほしいものです。天気情報や気温を確認しなくても、雨でずぶ濡れになったり、寒さに震えるだけで済みます。しかし、アンチバイオグラムを確認しなければ、患者は敗血症ショックなど重篤な感染症で生命が危うくなるのです。

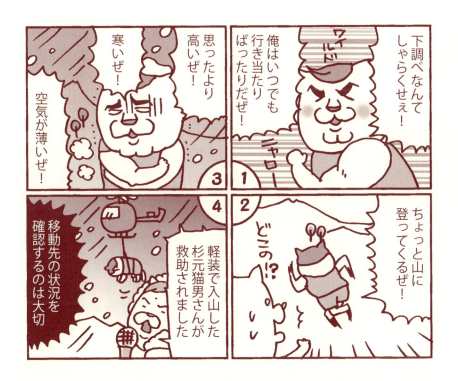

3.旅行する前には旅行本で現地の状況を確認しよう

4. テレビの刑事番組では「犯行現場」と「犯人像の絞り込み」が重要な構成要素である

どの部位・どの臓器の感染なのか？ 推定される原因菌は何か？

　テレビで刑事番組をみることがあります。このとき、刑事たちは必ず犯行現場を隈なく捜索し、そこで見つかった様々な状況証拠を参考にして、犯人を割り出してゆきます。番組によっては「小さなことが気になるのですよ」などと言って、その微々たる証拠から犯人を追いつめていきます。そして、犯人であることの目星がついたところで逮捕ということになります。犯人が犯行を自白することもありますが、自白しないまま逮捕される犯人もいます。とにかく、「犯行現場」と「絞り込んだ犯人像」が前面に押し出されてストーリーが組み立てられていることが多いと思います。

　感染症の診療も刑事番組に似ているところがあります。「犯行現場」（どの部位・どの臓器の感染か？）と「絞り込んだ犯人像」（推定される原因菌）が想定されなければ、エンピリックな治療はできません。感染部位も原因菌も推定せずに抗菌薬を投与することは、犯行現場も犯人の推定もせずに、犯人逮捕するようなものです。そのようなことはありえません。

　感染症の患者の診療では患者が受診した時点で原因菌は判りません。もちろん、細菌が「自分が原因菌です」と自白することもありません。そのため、どの部位・どの臓器の感染なのかを考え、原因菌を推定してエンピリックに抗菌薬を投与することが大切です。そして、治療開始前に採取した検体の培養結果が得られて、原因菌が判明したならば、感受性も参考にして、デ・エスカレーションすればよいのです。

「発熱していたので抗菌薬を開始しておいた」「何らかの感染症があると思われるから抗菌薬を始めた」「現在使っている抗菌薬に効果がないようだから、毛色の異なる抗菌薬に変更しておいた」などという会話は是非ともやめたいと思います。やはり、「〇〇臓器が感染していると推定され、最も可能性の高い原因菌は〇〇であるから、それに有効な抗菌薬を開始した」という言葉が最もうれしいのです。

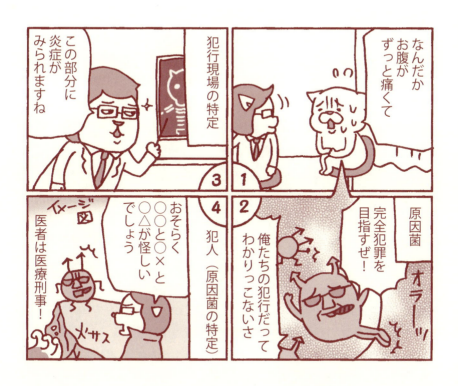

5. 美食は満腹になったら、追加注文しない！

抗菌薬の投与期間は適切にする。深追いはしない

　どんな美味しい食事であっても、限度を越えれば美味しくなくなります。例えば、フグのテッサ（テッポウ刺し）が大好物の人がいたとしましょう。テッサが1〜2皿であれば、美味しく楽しめると思います。それが、3皿、4皿と増え、そして、30皿となるとしたらどうでしょうか？　最初は美味しいと感じていたテッサも苦痛に感じるのではないでしょうか？　同様なことは、ステーキでも言えます。ステーキに目がない人であっても、10枚も20枚も食べていれば、美味しくなくなります。美味しい食べ物には美味しいと感じる限度があり、それを越えると美味しさはなくなります。さらに食べ続けると苦痛になるのです。美味しいと感じているときに止めておくのが最も美味しい食べ方です。

　同様なことが抗菌薬についてもいうことができます。重症感染症のために抗菌薬を点滴したところ、改善したとしましょう。改善したので、抗菌薬を終了できると思いつつも、念のために、経口抗菌薬を追加しておくということが、よく見受けられます。もともと、注射用抗菌薬に比較して、経口抗菌薬は腸管からの吸収が確実なものではなく、バイオアベイラビリティーも不十分です。炎症があるときにはそこに向かう血流も豊富なので、抗菌薬も炎症部位に到達しやすくなるのですが、炎症が治まれば、血流も正常化し、抗菌薬の感染症部分への到達も減ってきます。炎症があるときに点滴抗菌薬を処方するならば、大変有効かもしれません。しかし、炎症

が治まっているときに、経口抗菌薬を追加したといっても、単なる気休めに過ぎないことが多いのです。

　抗菌薬は「抗菌薬が有効であるときには投与するけれど、役割が済んだら終了する」ということが大切です。感染症が続いているときに、注射薬から経口薬に変更して、治療を継続しつつ、入院から外来治療に切り替えるというのは適切です。しかし、感染症がほぼ治癒しているのに、主治医が心配ということで、経口抗菌薬をしばらく追加処方することは「美食を腹いっぱい食べたあとにも、少しずつ食べ続ける」というようなものなのです。

　抗菌薬の投与はいつまで続けたらよいかと聞かれることがあります。基本的には感染症が治癒してから2〜3日程度経過すれば中止してもよいのですが、おおまかな投与期間というものがあります（図）。多くの感染症では

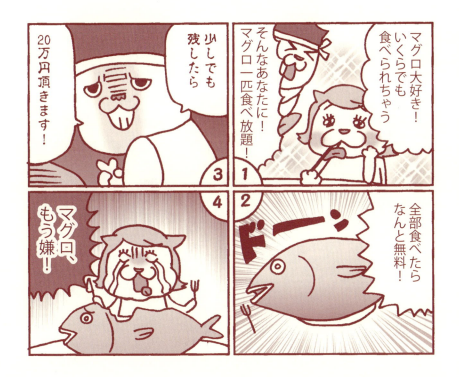

5. 美食は満腹になったら、追加注文しない！

7〜14日が多いのですが、心臓や骨では4週間以上と長期となります。膀胱炎は3日で十分です。このような期間を知っていることは多くの場合役立ちます。例えば、感染性心内膜炎の抗菌治療において、7日程度しか抗菌薬が投与されていなければ、それは誤りであろうと推定できます。急性単純性膀胱炎で2週間の抗菌薬というのも明らかに間違っています。

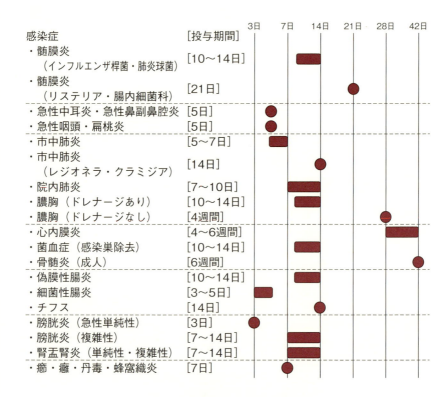

図　抗菌薬の投与期間の目安

第2章

よくみる感染症でわかる、抗菌薬処方のポイント

1. 発熱性好中球減少症

好中球が減少している患者が発熱したら緊急事態です！

　好中球が減少している患者が発熱した場合は緊急事態です！　すぐに、「緑膿菌を含むグラム陰性桿菌に有効な抗菌薬」を投与してください。必ず、緑膿菌に有効なものを選んでください。さもなければ、急速な血圧低下やショックになるかもしれません。とても危険な状態なのです。

好中球減少の定義

　まず、「好中球減少とは何ぞや？」ということから説明したいと思います。これを明確にしておかないと混乱するからです。ある人は「好中球減少というのは好中球が300/μL未満になったときだ」といい、別の人は「いや、750/μL未満になったときだ」というかもしれません。細かい人になると、「1,325/μL未満」というマニアックな数字を提示するかもしれません。

　好中球減少患者とは「好中球500/μL未満の症例」もしくは「500/μL未満までの低下が予測される1,000/μL未満の症例」というのが定義です。実際には、好中球が1,000/μL未満になると感染の危険性が高くなり、500/μL未満にて相当高くなります。そして、100/μL未満となれば極めて危険な状態になります。

> **Point**
>
> 好中球減少患者とは「好中球500/μL未満の症例」もしくは「500/μL未満までの低下が予測される1,000/μL未満の症例」である。

好中球減少患者における感染症の予後を左右する因子

好中球が減少している患者の血液中に細菌が流れている場合、コアグラーゼ陰性黄色ブドウ球菌と緑膿菌では後者のほうが重篤な状態になる確率が高くなります。好中球減少の患者では緑膿菌のほうが毒力が強いからです。

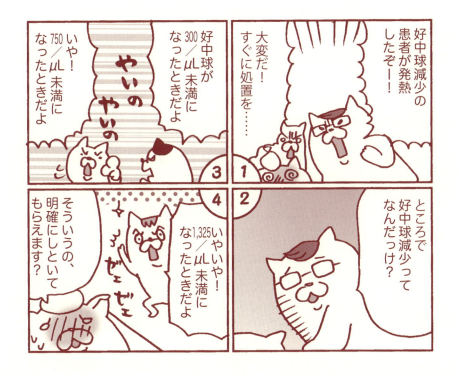

ショックになる危険性が高いのです。病原体の毒力が強いか否かというのは重要なことなのです。

　また、既に述べたように、患者の好中球が100/μL未満なのか1,000/μLであるのかは感染症の予後に大きな影響を与えます。前者での感染のほうが厳しいからです。患者の好中球がどの程度まで低下しているかということも重要な因子なのです。

　抗がん剤による骨髄抑制の結果として、好中球が減少することが多いのですが、この場合は粘膜も障害されています。口腔内だけではなく、消化管全体で抗がん剤による障害がみられています。好中球の減少によって、腸管内の細菌が増えているうえに、腸管粘膜に潰瘍やびらんが多数あるような状況では腸内の細菌が粘膜の破綻部分から容易にかつ大量に体内に流入します。それが好中球減少患者の発熱の最大の原因なのです。すなわち、皮膚や粘膜がどの程度破綻しているかというのも大きな問題なのです。

> **Point**
> 好中球減少患者では「病原体の毒力のレベル」「抵抗力（好中球数など）の低下のレベル」「皮膚や粘膜の破綻のレベル」が感染症の予後を左右する。

抗菌薬の選択

　好中球が減少している患者では腸管内にいる細菌が血流に入り込んでくるので、それらに有効な抗菌薬を選択しなければなりません。すなわち、発熱性好中球減少症の感染源は腸管ということになります。従って、抗菌薬はグラム陰性桿菌（特に緑膿菌）に有効な薬剤を用いることになります。

> **Point**
> 好中球が減少している患者の発熱では緑膿菌にも有効な抗菌薬を使用する。

　実際には、第3世代セフェムのセフタジジム（モダシン®）注や第4世代セフェムのセフェピム（マキシピーム®）注が推奨されますが、アミノグリコシド系を併用することもあります。これらは緑膿菌に有効な抗菌薬です。何回も言いますが、緑膿菌に効かない抗菌薬は使用してはいけません。低リスクの成人には経口抗菌薬を投与することも可能なので、どうしても外来で経過を見たい場合には「ニューキノロン〔レボフロキサシン（クラビット®）内服など〕＋アモキシシリン・クラブラン酸（オーグメンチン®）内服」を用います。

> **Point**
> 好中球が減少している患者の発熱ではセフタジジム（モダシン®）注や第4世代セフェムのセフェピム（マキシピーム®）注が推奨される。

＊註釈：本章では注射薬と内服薬を区別するために、薬剤名のあとに「注」もしくは「内服」と記載した

好中球減少患者と嫌気性菌

　既に述べたように、好中球が減少している患者での発熱の感染源は腸管です。腸管には嫌気性菌が大変多いので、嫌気性菌にも効果のある抗菌薬を選択したほうがよいのでは？　と思われるかもしれません。しかし、嫌気性菌にターゲットを合わせたエンピリック治療は必要ありません。嫌気性菌による菌血症は菌血症全体のごく一部であり、しかも他の細菌との複

合感染のことが多いからです。しかし、下記のような状況の場合は嫌気性菌にも有効なカルバペネム系が第一選択薬となります。第3世代セフェムや第4世代セフェムは嫌気性菌には不十分だからです。ESBL（Extended-spectrum β-lactamases：基質拡張型β-ラクタマーゼ）産生菌が原因菌と疑われるときにもカルバペネム系を用います。

発熱性好中球減少症において嫌気性菌による感染を疑う状況
①壊死性の粘膜炎
②副鼻腔炎
③歯周膿瘍
④歯周蜂巣炎
⑤腹腔内感染または骨盤感染
⑥虫垂炎
⑦壊死性腸炎

Point
好中球減少患者の発熱においてルチーンにカルバペネム系を使用することは適切ではない。嫌気性菌が原因菌であると判断したときに用いるのがよい。

好中球減少患者とバンコマイシン

好中球が減少しているときの発熱だから、推定される病原体すべてをカバーするということでバンコマイシンも併用したらどうかという人もいるかもしれません。しかし、ルチーンにバンコマイシンを併用することは適切ではありません。併用したとしても、感染症の予後の改善はなく、むし

ろ腎臓機能障害の頻度が増加してしまうからです。ただし、下記の場合は第一選択薬にバンコマイシンを併用します。

> **発熱性好中球減少症においてバンコマイシンが必要となる状況**
> ①厳しい粘膜障害がみられる
> ②ニューキノロンによる予防投与がされていた
> ③MRSAやペニシリン耐性肺炎球菌が培養にて検出された
> ④明らかなカテーテル関連感染がある
> ⑤低血圧や心血管系障害がみられる
> ⑥血液培養でグラム陽性菌が検出された

Point 好中球減少患者の発熱においてルチーンにバンコマイシンを使用することは適切ではない。

抗菌薬開始のタイミング

　抗菌薬をいつ開始するかということは大切な問題です。この場合、発熱がみられたら抗菌薬を始めるというのは間違った対応ではありません。しかし、発熱がなければ抗菌薬を開始しないというのは危険な判断なのです。感染があっても発熱しないことがあります。特に高齢者やコルチコステロイド投与患者では発熱がみられないことが多いのです。最初の感染症状が発熱ではなく、低体温、低血圧、臨床的悪化のことがあるので、このような症状がみられる場合にも抗菌薬を開始しなければなりません。もちろん、血液培養は実施します。

> **Point** 好中球減少患者の抗菌薬開始のタイミングは発熱のみではない。

抗菌薬開始後の方針

　好中球減少患者に抗菌薬を始めたら、いつまで継続するのでしょうか？　広域スペクトルの抗菌薬を用いているので、長期間投与してしまうと耐性菌や真菌が心配です。また、適切な抗菌薬を投与しているはずなのに解熱しなければ、どうしたらよいのでしょうか？　既に、広域抗菌薬を使用しているので、次の一手に困ってしまいます。このような場合は「抗菌薬の開始後の日数」と「好中球数」を参考にして判断します。

[抗菌薬の開始後3～5日以内に解熱した場合]

- 原因菌が判明しているならば、最も適切な抗菌薬にデ・エスカレーションします。
- 原因菌が判明していなければ、患者の状態が良ければ48時間後に経口抗菌薬に変更してもかまいません。この場合、「ニューキノロン〔レボフロキサシン（クラビット®）内服など〕＋アモキシシリン・クラブラン酸（オーグメンチン®）内服」を投与します。もし、患者の状態が安定していなければ同じ抗菌薬を継続します。
- 感染巣が見当たらず、また培養が陰性で、かつ、好中球が48時間以上500/μLを越えていたら抗菌薬を中止してもかまいません。

[抗菌薬の開始後3日経過しても発熱が続いている場合]

- 3日目で症状に変化がなければ同じ抗菌薬を継続します。もし、バンコマイシンを併用しているならば培養が陰性であることを確認して中止します。
- 3日目で症状が悪化したならば抗菌薬を変更します。

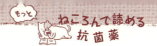

- 5日目でも発熱が続くならば、抗菌薬の変更の有無にかかわらず、抗真菌薬を開始します。

[抗菌薬の開始後7日経過しても発熱が続いている場合]
- 好中球が500/μL以上の場合は好中球が500/μLを超えてから4〜5日後で抗菌薬を中止して再評価します。
- 好中球＜500/μLの場合は2週間以上抗菌薬を継続し、再評価します。そして、感染巣が見当たらなければ抗菌薬を中止します。

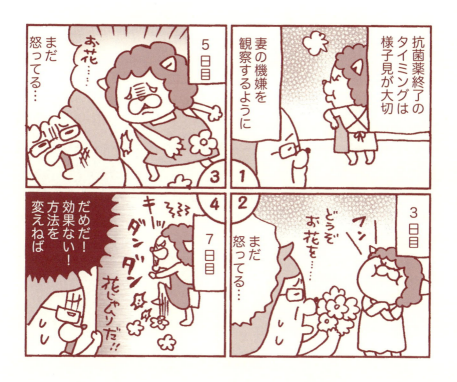

1. 発熱性好中球減少症

2. 髄膜炎

3症状すべてが出そろっているとは限りません

　髄膜炎というと熱が出て、意識障害があり、項部硬直を呈するという症状で発症する感染症として認識されていると思います。しかし、これらの3症状すべてが出そろっているとは限りません。特に、新生児や乳児では髄膜炎とは思えないような非特異的な症状にて発症することがあるので、原因不明の発熱だけでも髄膜炎を疑うべきなのです。成人も小児も項部硬直がなくても、髄膜炎はありうるので、項部硬直がないということで髄膜炎を否定することは大変危険なことなのです。

> **Point**
> 項部硬直がないということで髄膜炎を否定してはならない。

　髄膜炎には細菌性、ウイルス性、真菌性、結核性があり、髄液のグラム染色が大変有用ですが、髄液圧や細胞数、蛋白、糖のデータも鑑別に利用できます。髄液の糖については血糖と比較するので、血糖の測定は必須です。また、髄液は冷蔵庫保存は禁忌であることを覚えておいてください。冷所保存すると髄膜炎菌が死滅してしまうからです。

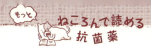

髄膜炎における髄液の性状

	髄液圧	細胞数 μL（細胞の種類）	蛋白	糖
細菌性	高度上昇	500〜1,000（好中球）	増加	低下
ウイルス性	正常〜軽度上昇	10〜1,000（リンパ球）*	軽度増加	正常
真菌性	上昇	10〜1,000（リンパ球）	増加	低下
結核性	上昇	30〜500（リンパ球）	増加	低下

＊ウイルス性では病初期には好中球が増加する場合がある

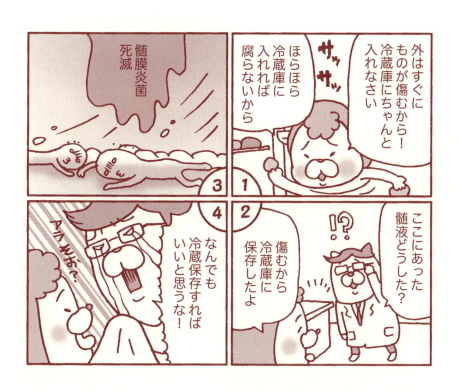

細菌性髄膜炎

　細菌性髄膜炎では治療が遅れると、致命的になったり、後遺症を残したりするので、確実な抗菌薬を迅速に投与する必要があります。このときの判断で重要なのが、「年齢」なのです。髄膜炎の原因菌は年齢によってかなり左右されるからです。

　生後1ヵ月未満は何と言ったってB群溶血性連鎖球菌と大腸菌です。出生時の垂直感染が大きく関連しているからです。もちろん、リステリアも考慮しなければなりません。生後1ヵ月から50歳までは肺炎球菌と髄膜炎菌が原因菌となりますが、小児ではインフルエンザ菌も考慮します。ただし、最近は小児へのインフルエンザ菌や肺炎球菌のワクチン接種の効果もあり、これらの細菌による髄膜炎は激減しています。また、髄膜炎菌については日本では頻度は少ないことが知られています。50歳以上になっても肺炎球菌は引き続いて原因菌となっていますが、髄膜炎菌の可能性はなくなります。その代わり、リステリアとグラム陰性桿菌の可能性が出てきます。

生後1ヵ月未満：B群溶血性連鎖球菌、大腸菌、リステリア
生後1ヵ月～50歳：肺炎球菌、髄膜炎菌、小児ではインフルエンザ菌
50歳以上：肺炎球菌、リステリア、グラム陰性桿菌

Point　細菌性髄膜炎の原因菌は患者の年齢に大きく左右される。

　細菌性髄膜炎の治療について、年齢別に原因菌を想定しながら抗菌薬を選択すると次のようになります。
　[生後1ヵ月未満] B群溶血性連鎖球菌と大腸菌に対してセフォタキシム（セフォタックス®）注、リステリア菌に対してアンピシリン（ビクシリン®）

注を併用します。

[生後1ヵ月～50歳] 肺炎球菌、髄膜炎菌、小児ではインフルエンザ菌を想定して、セフトリアキソン（ロセフィン®）注またはセフォタキシム（セフォタックス®）注を投与しますが、肺炎球菌がペニシリン耐性肺炎球菌（PRSP：penicillin resistant *Streptococcus pneumoniae*）の可能性が否定できないので、バンコマイシン注を併用します。もちろん、PRSPでなければバンコマイシンは必要ありません。

[50歳以上] 肺炎球菌、グラム陰性桿菌を考慮して、セフトリアキソン（ロセフィン®）注またはセフォタキシム（セフォタックス®）注を投与しつつ、リステリアに対してアンピシリン（ビクシリン®）注を併用します。さらに、PRSPを想定してバンコマイシンも併用します。成人では肺炎球菌、小児ではインフルエンザ菌が疑われるときにはデキサメサゾン注を抗菌薬と同時もしくは抗菌薬投与の10～20分前に3日程度投与します。これによって死亡率や後遺症の可能性を減少させることができるからです。

Point

細菌性髄膜炎のエンピリック治療は下記のように行う。

生後1ヵ月未満：セフォタキシム（セフォタックス®）注＋アンピシリン（ビクシリン®）注

生後1ヵ月～50歳：〔セフトリアキソン（ロセフィン®）注 or セフォタキシム注〕＋バンコマイシン注

50歳以上：（セフトリアキソン注 or セフォタキシム注）＋アンピシリン注＋バンコマイシン注

もちろん、髄液検査でのグラム染色や培養結果などを参考にして、原因菌を絞り込み、抗菌薬をデ・エスカレーションします。たとえば、肺炎球菌がペニシリン耐性でなければ、バンコマイシンを中止します。血液培養も絞り込みに大変有用です。

　既に述べたように、日本では髄膜炎菌による髄膜炎はまれですが、この髄膜炎は感染対策では他の原因菌とは別格に扱います。普通、髄膜炎の患者を診療したときには患者の状態に細心の注意を払うのですが、髄膜炎菌では患者のみならず、患者の家族と同僚および医療従事者の安全にも注意が必要となります。髄膜炎菌の二次感染があるからです。この場合、曝露後1週間以内に発症するので、濃厚な無防備曝露があれば迅速に曝露後予防します。リファンピシン（リマクタン®）600mg内服を12時間毎に2日間投与するのが有効ですが、シプロフロキサシン（シプロキサン®）500mg内服やセフトリアキソン（ロセフィン®）250mg筋注の単回投与も用いられます。とにかく、髄膜炎菌感染症の患者に曝露したときには迅速に対応しなければならないのです。

Point　髄膜炎菌性髄膜炎では曝露対策を迅速に実施する。

ウイルス性髄膜炎

　小児では、ウイルス性髄膜炎は1歳未満の幼児および5〜10歳の小児でみられ、原因の多くがエンテロウイルスです。これは夏から初秋に流行します。呼吸器や消化器の粘膜表面に感染してから、ウイルスの増殖とともにウイルス血症となって中枢神経系に到達します。予後は良好です。

Point
小児でのウイルス性髄膜炎はエンテロウイルスが原因となることが多い。

　成人では様々な原因によって無菌性髄膜炎となるので、渡航歴や曝露歴の詳細な聞き取りが大切です。たとえば、ウエストナイル熱が流行している地域で蚊に刺されたなどの既往は重要な情報なのです。また、同様の症状がみられる人が周囲にいないかなども大切な情報です。
　ウイルス性髄膜炎の場合には抗菌薬を投与せずに患者を経過観察します。しかし、高齢者、免疫不全、発症前に抗菌薬が投与されていた患者については、たとえ、ウイルス性髄膜炎が疑われたとしても48時間はエンピリックに抗菌薬を投与するのが望ましいといえます。

Point
高齢者、免疫不全、発症前に抗菌薬が投与されていた患者は、ウイルス性髄膜炎が疑われたとしても48時間はエンピリックに抗菌薬を投与する。

　症例によってはウイルス性か細菌性かが判断できないことがありますが、このような場合は抗菌薬による治療を開始しておき、6～24時間後に再び髄液検査を実施します。ただし、全身状態が改善し、培養結果が陰性であれば、抗菌薬を中止してもかまいません。また、単純ヘルペスおよび水痘・帯状疱疹ウイルスが否定できないときにはアシクロビル（ゾビラックス®）注を7～14日投与します。

> **Point**
> ウイルス性髄膜炎において、単純ヘルペスおよび水痘・帯状疱疹ウイルスが否定できないときにはアシクロビル（ゾビラックス®）注を7〜14日投与する。

結核性髄膜炎

　結核菌が肺結核から中枢神経系に血行性伝播することによって結核性髄膜炎となります。予後不良なので、結核菌検出の有無にかかわらず、髄液検査などで結核性髄膜炎が疑われた場合は直ちに4剤併用による抗菌療法を開始しなければなりません。治療薬の組み合わせは肺結核と同様であり、イソニアジド（イスコチン®）内服＋リファンピシン（リマクタン®）内服＋［エタンブトール（エサンブトール®）内服 or ストレプトマイシン（ストレプトマイシン®）注］＋ピラジナミド（ピラマイド®）内服です。

　治療期間は、結核性髄膜炎では長期となり、2ヵ月間の4剤治療に引き続き、イソニアジド＋リファンピシンの2剤治療をさらに7〜10ヵ月実施します。ピラジナミドが耐えられず中止した場合には治療期間を18ヵ月まで延長しなければなりません。これらの抗結核薬を処方する場合には肝機能障害（イソニアジド、リファンピシン、ピラジナミド）や視力障害（エタンブトール）に気をつける必要があります。ピラジナミド投与時には尿酸にも注意します。ストレプトマイシンにおいては第8脳神経障害（難聴や耳鳴りなど）や腎機能障害に注意します。

> **Point**
> 結核性髄膜炎の治療は下記のように実施する。
> 最初の2ヵ月：イソニアジド（イスコチン®）内服＋リファンピシン（リマクタン®）内服＋［エタンブトール（エサンブトール®）内服 or ストレプトマイシン（ストレプトマイシン®）注］＋ピラジナミド（ピラマイド®）内服
> その後の7〜10ヵ月：イソニアジド内服＋リファンピシン内服

真菌性髄膜炎

　真菌性髄膜炎は悪性腫瘍や膠原病などの基礎疾患や副腎ステロイドホルモンなどの治療による免疫不全患者の日和見感染として発症します。病原体はクリプトコッカスがほとんどですが、カンジダやアスペルギルスのこともあります。真菌は吸入により肺に侵入し、血行性または直接浸潤によって中枢神経に到達しますが、副鼻腔からの直接浸潤のこともあります。

> **Point**
> 真菌性髄膜炎の原因病原体のほとんどはクリプトコッカスである。

　真菌性髄膜炎の治療はアムホテリシンBリポソーム製剤（アムビゾーム®）

注の投与が行われ、フルシトシン（アンコチル®）内服を併用します。併用療法を2週間または臨床的に安定するまで行った後に、フルコナゾール（ジフルカン®）内服を10週間行います。それ以後は維持療法としてフルコナゾールを減量して6～18ヵ月継続内服とします。

> 真菌性髄膜炎の治療は下記のように実施する。アムホテリシンBリポソーム製剤（アムビゾーム®）注＋フルシトシン（アンコチル®）内服（2週間または臨床的に安定するまで）、その後はフルコナゾール（ジフルカン®）内服

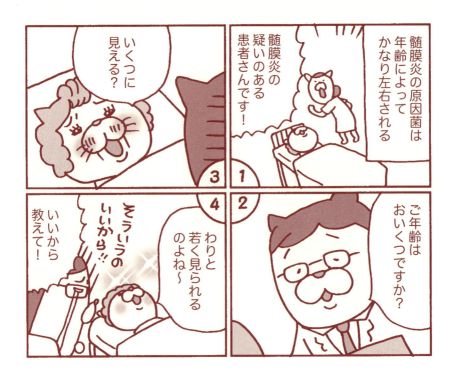

3. 骨髄炎

広域スペクトルの抗菌薬は避けたい！

　骨髄炎を疑った場合、最初に頭によぎるのは、「抗菌薬の投与期間が長期になるなあ！」ということです。引き続いて、「長期の治療になるので、広域スペクトルの抗菌薬は避けたい！」と思います。そして、「何とかして原因菌を同定し、最初から狭域スペクトルの抗菌薬を使用するぞ！」という結論に達するのです。すなわち、患者が安定しているならば、急いで抗菌薬を開始するのではなく、原因菌が判明してから、狭域抗菌薬を開始することが得策なのです。

骨髄炎の分類と治療期間

　骨髄炎といっても様々なものがあります。まず、細菌がどのように骨髄に侵入したのかということで、血行性と直接性に分かれます。もちろん、血行性というのは細菌が血液のなかを流れて骨髄に到達したものです。直接性は外傷などによって局所的に感染症がみられ、そこから隣接する骨に細菌が届くというものです。そして、それらは経過から急性と慢性に分類されます。すなわち、骨髄炎は「急性＋血行性」「急性＋直接性」「慢性＋血行性」「慢性＋直接性」の4つに分けられることになります。
　「急性＋血行性」には小児の骨髄炎や成人の化膿性椎体炎があり、「急性＋直接性」には外傷後や術後の骨髄炎があります。「慢性＋血行性」にはブローディ骨膿瘍（長骨の骨幹端部に円形〜楕円形の骨透明像がみられ、軽度の炎症症状がみられる。掻爬、骨移植などにより予後は良好である）があり、「慢性＋直接性」には褥瘡や糖尿病性足壊疽からの骨髄炎があります。

> **Point**
> 骨髄炎は「急性＋血行性」「急性＋直接性」「慢性＋血行性」「慢性＋直接性」の4つに分けられる。

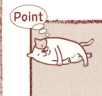

　骨髄炎の治療期間は長く、6週間となります。そのため、菌の同定は極めて大切です。血液培養は必ず実施します。これにて細菌が検出されれば原因菌の可能性が高くなるからです。血液培養が陰性の場合には骨組織の培養を実施します。瘻孔からの吸引物の培養は役立たないので実施しません。

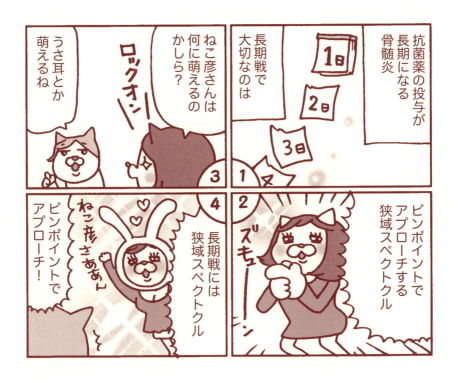

小児の骨髄炎(「急性+血行性」)

　幼児では骨端線が閉じていないので長管骨の骨幹端部に骨髄炎が発生しやすいことが知られています。その頻度は「大腿骨＞脛骨＞上腕骨」の順です。原因菌は黄色ブドウ球菌が大半を占めていますが、連鎖球菌や腸内細菌科が原因菌のこともあります。

　小児では関節炎との合併が多いので、関節炎がみられれば骨髄炎も疑います。やはり、何とかして原因菌を同定しなければなりません。したがって、血液培養は必須です。原因菌が同定できたら、それに合わせて抗菌薬を選択しますが、やむを得ず同定前に抗菌薬を開始する場合には「バンコマイシン(バンコマイシン®)注＋セフトリアキソン(ロセフィン®)注」を用います。ただし、新生児にはセフトリアキソンを使用しません。胆汁が鬱滞するからです。

> **Point**
> 小児の骨髄炎のエンピリック治療では「バンコマイシン(バンコマイシン®)注＋セフトリアキソン(ロセフィン®)注」を用いる。

成人の化膿性椎体炎(「急性+血行性」)

　成人では骨端線が閉じているので長管骨ではなく、椎体で骨髄炎がみらます。多くの患者は腰痛と発熱で受診しますが、発熱がみられないことも多いので気を付けなければなりません。脊髄神経の圧迫による症状がみられるのも一部の患者のみです。やはり、抗菌薬による治療期間が長くなるので、生検をして原因菌を同定する必要があります。

> **Point** 成人の化膿性椎体炎では生検などで原因菌を徹底的に追及し、同定された細菌にターゲットを絞った抗菌薬を用いる。

　実際には黄色ブドウ球菌が原因菌のことが多いので、抗菌薬はセファゾリン（セファメジン®）注を用いることになりますが、MRSAやコアグラーゼ陰性ブドウ球菌の場合にはバンコマイシン（バンコマイシン®）注となります。まれに、グラム陰性桿菌による椎体炎がみられますが、そのときには第3世代もしくは第4世代セフェムを同定菌と感受性を確認して投与します。結核菌の場合には9ヵ月の抗結核治療となります。

成人の外傷後骨髄炎（「急性＋直接性」）

　開放骨折などの外傷のあとに骨髄炎を合併することがあります。原因菌はやはり、黄色ブドウ球菌やコアグラーゼ陰性ブドウ球菌が多いのですが、緑膿菌や大腸菌などのグラム陰性桿菌もみられます。特に、テニスシューズなどでの釘の踏み抜きによる足の骨髄炎では緑膿菌を推定菌として考えなければなりません。

　外傷後骨髄炎においては抗菌薬は6週間以上必要ですが、デブリドマンも大切な治療法です。エンピリックには「バンコマイシン（バンコマイシン®）注＋［セフェピム（マキシピーム®）注 or ピペラシリン・タゾバクタム（ゾシン®）注］」を用いますが、原因菌を同定してデ・エスカレーションしなければなりません。MSSAではセファゾリン、MRSAやコアグラーゼ陰性ブドウ球菌ではバンコマイシンを用います。緑膿菌ではセフタジジム（モダシン®）やセフェピムなどを選択しますが、必ず感受性結果を参考にします。

> **Point**
> 外傷後骨髄炎のエンピリックな抗菌薬は「バンコマイシン（バンコマイシン®）注＋［セフェピム（マキシピーム®）注 or ピペラシリン・タゾバクタム（ゾシン®）注］」である。

成人の術後骨髄炎（「急性＋直接性」）

　術後に骨髄炎を合併した場合、人工物があれば必ず抜去します。異物がある状態での抗菌治療はほとんど失敗するからです。そして、培養によって原因菌を同定する必要があります。やはり、黄色ブドウ球菌（MSSA, MRSA）と表皮ブドウ球菌が多いのですが、術後であることから緑膿菌などのグラム陰性桿菌が原因菌となることもあります。したがって、エンピリックに治療する場合には「バンコマイシン＋［セフェピム（マキシピーム®）注 or ピペラシリン・タゾバクタム（ゾシン®）注］」となります。もちろん、原因菌を同定してターゲットに合わせた抗菌薬に切り替える必要があります。治療期間は少なくとも6週間となります。

> **Point**
> 術後骨髄炎のエンピリックな抗菌薬は「バンコマイシン（バンコマイシン®）注＋［セフェピム（マキシピーム®）注 or ピペラシリン・タゾバクタム（ゾシン®）注］」である。

糖尿病性骨髄炎（「慢性＋直接性」）

　隣接する感染巣からの二次的骨髄炎のほとんどが糖尿病患者にみられます。そのため、末梢神経障害と感染性皮膚潰瘍を合併していることが多いのです。ここから骨髄炎に進展するのですが、このような場合には慢性骨髄炎となっています。原因菌には様々なものがありますが、やはり、黄色ブドウ球菌や連鎖球菌が多くみられます。緑膿菌や嫌気性菌が関連していることもあります。治療期間が6週間以上になるので、原因菌の同定は極めて大切です。全身状態が安定していればエンピリック治療をするのではなく、培養結果を得てから治療を開始します。この場合、潰瘍部分のスワブ培養は信頼度は低いので、骨組織の培養を実施します。針穿刺での検体採取の信頼度は生検ほどではありません。

> **Point**
> 糖尿病性骨髄炎ではエンピリック治療は避け、原因菌を同定してから治療を開始する。

4. 肺炎

市中感染肺炎か？病院感染肺炎か？

　外来でも病棟でも肺炎は最も頻繁に遭遇する感染症の1つです。そのため、肺炎の抗菌治療を適切に実施することは極めて大切なことです。ここでは肺炎の診断と治療についてお話ししたいと思います。まず、「肺炎の患者にはどのような抗菌薬を選択すればよいか？」などと質問されても適切な回答はできません。それは、靴の販売店に「靴がほしいが、どの靴をお勧めか？」と電話で聞くようなものです。年齢も性別も靴のサイズの情報もなく、「お勧めの靴は何か？」と聞かれても回答できないのです。

　肺炎の治療を行うとき、市中感染肺炎か病院感染肺炎かという情報は絶対に必要です。普段元気で、仕事もバリバリのサラリーマンや大学で授業を聞いている学生に発熱や咳がみられ、レントゲンで陰影があった場合は市中感染肺炎です。手術後の患者で入院中に肺炎を合併したら、病院感染肺炎です。これらを区別して考えることは大変重要です。もちろん、病院に入退院を繰り返している人が、自宅にいるときに発生した肺炎の場合は区別が難しくなりますが、一般的に、病院感染肺炎に準じることが多いといえます。

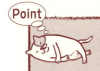

Point
肺炎では市中感染肺炎か病院感染肺炎か明確に区別して対応する。

どうして区別する必要があるかというと、治療に用いる抗菌薬が異なるからです。市中感染肺炎は基礎疾患のない元気な人にでも感染症を作り上げることのできる病原体によるものであり、肺炎球菌やマイコプラズマ・ニューモニエなどがあります。一方、病院感染肺炎になると、元気な人に感染しても何ら症状を呈しない日和見病原体が原因菌になることがあります。例えば、緑膿菌やステノトロフォモナス・マルトフィリアです。このように、市中感染肺炎と病院感染肺炎では病原体が異なるので、抗菌薬も異なるのです。一般的に後者では病院に住み着いている多剤耐性菌による肺炎のこともあるので、広域抗菌薬を用いることになります。

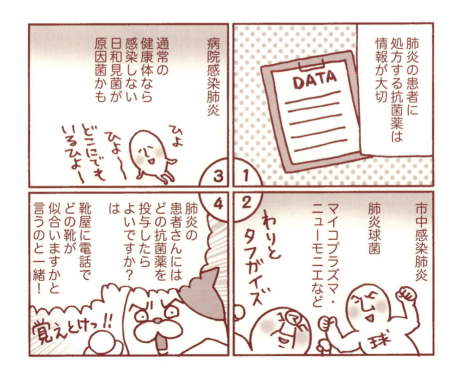

> **Point**
> 病院感染肺炎は多剤耐性菌が原因菌のことがある。

市中感染肺炎

　最初に市中感染肺炎について話をしたいと思います。市中感染肺炎には非定型肺炎と細菌性肺炎があります。基礎疾患がなく、普段は元気な、比較的若い人が頑固な咳（喀痰は少ない）で受診したかどうかというのは重要な情報です。このような患者では非定型肺炎である確率が高くなります。聴診器を胸に当てても異常な呼吸音は聴取されず、血液検査でも白血球が増えていないか、増加していても軽度ならば、さらに非定型肺炎である可能性が高くなります。非定型肺炎の場合には患者の友達とか家族にも咳や発熱がみられることがあるので、周囲の状況を聞くことは大切です。一方、このような状況でなければ、細菌性肺炎の可能性が高くなるといえます。

非定型肺炎を疑う状況

下記の6項目中4項目以上があれば、非定型肺炎を疑う。もしくは、5項目（①〜⑤）中3項目以上あれば、非定型肺炎を疑う

① 年齢が60歳未満である
② 基礎疾患がないか、軽微である
③ 頑固な咳がある
④ 胸部聴診上の所見が乏しい
⑤ 痰がない。迅速検査にて原因菌が証明できない
⑥ 末梢血の白血球数が10,000/μL未満である

[非定型肺炎の治療]

　非定型肺炎の原因菌はマイコプラズマ・ニューモニエまたはクラミジア・ニューモニエです。これらは臨床症状では鑑別は困難であり、かつ、いずれもβラクタム系が無効です。そのため、マクロライド系〔クラリスロマイシン（クラリシッド®）内服またはアジスロマイシン（ジスロマック®）内服〕やテトラサイクリン系〔ミノサイクリン（ミノマイシン®）内服・注〕を用いることになります。

> 非定型肺炎の治療薬としては、マクロライド系〔クラリスロマイシン（クラリシッド®）内服 or アジスロマイシン（ジスロマック®）内服 or テトラサイクリン系〔ミノサイクリン（ミノマイシン®）内服・注〕を用いる。

[細菌性肺炎の治療]

　市中感染肺炎の細菌性肺炎では肺炎球菌やインフルエンザ菌が多いので、βラクタム系が使用できます。この場合は外来で治療するならばアモキシシリン・クラブラン酸（オーグメンチン®）内服を用い、入院治療ならばアンピシリン・スルバクタム（ユナシン®-S）注やセフトリアキソン（ロセフィン®）注を用います。

> **Point**
> 市中感染肺炎の細菌性肺炎の治療薬としては、アモキシシリン・クラブラン酸（オーグメンチン®）内服 or アンピシリン・スルバクタム（ユナシン®-S）注 or セフトリアキソン（ロセフィン®）注を用いる。

　また、重症の細菌性肺炎（特に肺炎球菌性肺炎で菌血症を合併している症例）ではβラクタム系に加えて、マクロライド系〔アジスロマイシン（ジスロマック®）注など〕を併用すると予後が改善することが知られています。これはマクロライド系の免疫調節効果によるものと考えられています。

> **Point**
> 重症の細菌性肺炎ではβラクタム系にマクロライド系〔アジスロマイシン（ジスロマック®）注など〕を併用する。

[非定型肺炎なのか細菌性肺炎なのかが不明な場合の治療]

　実際の診療をしていると、細菌性肺炎なのか非定型肺炎なのか判別できないことがあります。このような場合には細菌性肺炎で用いる抗菌薬と非定型肺炎の抗菌薬を同時に使用することになります。例えば、「アモキシシリン・クラブラン酸（オーグメンチン®）内服＋アジスロマイシン（ジスロマック®）内服」という処方です。二種類の抗菌薬を併用するのが大変ならば、ニューキノロン〔レボフロキサシン（クラビット®）内服など〕を単剤で用いることもできます。

　ニューキノロンは非定型肺炎と細菌性肺炎の両方に利用できるのですが、

何でもかんでもニューキノロンというのは適切ではありません。これは結核菌にも効く抗菌薬なので、ニューキノロンを投与して肺病変が改善したため、肺炎がよくなったと思っていたら、結核であったということもありうる話なのです。そのため、結核を疑う症例にニューキノロンを投与してはなりません。逆に言うと、ニューキノロンを使用するときには結核を除外する必要があるのです。結核の治療は多剤療法でなければなりません。単剤治療すると耐性結核菌を作り出してしまうからです。

Point　ニューキノロンを投与するときには、肺病変が結核でないことを確認する。

[原因菌が判明した場合の市中感染肺炎の治療]

　肺炎では原因菌を明らかにすることが大切です。そのため、喀痰のグラム染色や培養は必須です。尿中抗原検査によって、肺炎球菌やレジオネラの診断をすることも可能です。原因菌が判明すればそれに焦点を合わせた治療に切り替えることができます。

●肺炎球菌による肺炎●

　原因菌が肺炎球菌であり、ペニシリンに感受性があれば、やはりペニシリンを優先的に使用します。この場合、アモキシシリン（サワシリン®）内服やアンピシリン（ビクシリン®）注を用いることになります。ペニシリンへの感受性が不十分であれば、内服ではニューキノロン〔レボフロキサシン（クラビット®）内服など〕、注射薬ではセフトリアキソン（ロセフィン®）注もしくはニューキノロン〔レボフロキサシン（クラビット®）注など〕を用います。もちろん、ペニシリン感受性肺炎球菌の場合でもセフトリアキソンやニューキノロンは有効なので、喀痰検査にて肺炎球菌が確認されるも、ペニシリンへの感受性がまだ不明な場合にこれらを用いることができます。

> **Point**
>
> 肺炎球菌による肺炎ではアンピシリン（ビクシリン®）注を用いる。

● インフルエンザ菌による肺炎 ●

　原因菌がインフルエンザ菌であり、ペニシリンに感受性があれば、やはりペニシリンを優先的に使用します。この場合、アモキシシリン（サワシリン®）内服やアンピシリン（ビクシリン®）注を用いることになります。インフルエンザ菌がBLNAR（β-lactamase negative ampicillin resistant：β-ラクタマーゼ非産生アンピシリン耐性）であればアンピシリン耐性なのでセフトリアキソン（ロセフィン®）注もしくはニューキノロン〔レボフロキサシン（クラビット®）注など〕を用います。

> **Point**
>
> インフルエンザ菌による肺炎ではアンピシリン（ビクシリン®）注を用いるが、BLNARであればセフトリアキソン（ロセフィン®）注を用いる。

● マイコプラズマやクラミジアによる肺炎 ●

　マイコプラズマやクラミジアによる肺炎ではマクロライド系〔クラリスロマイシン（クラリシッド®）内服、アジスロマイシン（ジスロマック®）内服など〕を用いますが、ニューキノロンも有効です。入院が必要な重症患者ではミノサイクリン（ミノマイシン®）注を用いますが、ニューキノロンも第二選択薬として利用できます。

Point マイコプラズマやクラミジアによる肺炎ではマクロライド系〔クラリスロマイシン（クラリシッド®）内服、アジスロマイシン（ジスロマック®）内服など〕を用いる。

病院感染肺炎

　入院後48時間以上経過してから出現した肺炎を病院感染肺炎と言います。入院している患者に発生する肺炎なので、基礎疾患があり、抵抗力の低下した患者での肺炎ということになります。ここが市中感染肺炎とは大きく異なるところなのです。市中感染肺炎は日常的に元気な基礎疾患のない人で肺炎をつくることのできる病原体によるものですが、病院感染肺炎は人間が弱ったところにつけこむような病原体によるものなのです。そのため、治療に難渋することがあり、病原体も多剤耐性菌のことがあります。

　病院には抵抗力の低下した患者が多数入院しているので、耐性菌があちらこちらに生息している言わば「耐性菌の保存庫」といえます。そのようなところで発生した肺炎には多剤耐性菌が絡んでくるのです。感染対策の綻び（医療従事者の手指消毒の欠落など）によって、多剤耐性菌が患者から患者に伝播しているからです。病院感染肺炎には誤嚥性肺炎やVAP（ventilator associated pneumonia：人工呼吸器関連肺炎）も含まれます。とにかく、入院後48時間以上経過してから出現した肺炎であれば病院感染肺炎になるのです。

　抗菌薬の選択ですが、入院してから5日以上経過すると多剤耐性菌が他の入院患者から伝播し、患者が多剤耐性菌によって汚染されている可能性があります。そのような患者での肺炎は多剤耐性菌が原因菌であると想定しておく必要があります。入院してから5日を経過していない患者であっ

ても、入院前の3ヵ月以内の入院既往があるとか、慢性透析患者であったりすると、前回入院時や透析施設内で多剤耐性菌によって汚染されている可能性があるので、肺炎の治療では多剤耐性菌を想定しておかなければなりません。

> **Point**
> 入院してから5日以後に発症した肺炎は多剤耐性菌が原因菌のことがある。

　多剤耐性菌を心配しなくてよい患者についてはアンピシリン・スルバクタム（ユナシン®-S）注やセフトリアキソン（ロセフィン®）注による治療がよろしいと思います。ただし、誤嚥性肺炎では嫌気性菌を考慮しなくてはならないので、アンピシリン・スルバクタムを選択することになります。
　一方、多剤耐性菌を考慮しなければならない場合には、ピペラシリン・タゾバクタム（ゾシン®）注やカルバペネム系などの広域抗菌薬を使用する必要があります。重症の場合にはアミノグリコシド系を加えることになります。抗がん剤や基礎疾患によって免疫が抑制されている患者に不十分な治療をしてしまうと生命の危険性が高まるので多剤耐性菌を考慮した治療をする必要があります。

> **Point**
> 病院感染肺炎では多剤耐性菌の可能性が低ければアンピシリン・スルバクタム（ユナシン®-S）注やセフトリアキソン（ロセフィン®）注による治療を行う。
> 多剤耐性菌を疑う場合はピペラシリン・タゾバクタム（ゾシン®）注やカルバペネム系を用いる。

しかし、多くの肺炎患者に広域抗菌薬を投与していると、それに耐性の細菌が選択されてきて、そこに感染対策の綻びが加わることによって、病院全体がますます耐性度の高い耐性菌に汚染されてしまいます。そのため、デ・エスカレーションする必要があるのです。デ・エスカレーションは広域抗菌薬で治療を始めたとしても、原因菌が判明した時点で、それにターゲットを合わせた狭域抗菌薬に切り替えることを言います。デ・エスカレーションに持ち込むためには原因菌を同定することが必要なので、喀痰培養や血液培養といった診断手段を駆使する必要があります。

　血液培養は本来無菌である血液中に菌が検出されるので、検出された細菌を原因菌として認識できます。しかし、喀痰培養は喀痰が下気道から喀出される経過で口腔内や上気道の細菌叢に汚染される可能性があるので、喀痰培養の結果を参考にするときには喀痰の質を確認する必要があります。上皮細胞が多く、好中球の少ない喀痰は喀痰というよりも唾液であると思ったほうがよいので、参考にしない方がよいでしょう。一方、上皮細胞が少なく、好中球の多い喀痰は信頼度が高いので培養結果を参考にできます。特に、挿管中の患者では喀痰を挿管チューブを介して採取するため、唾液などで汚染されることが少なく、良好な喀痰を得ることができます。もし、挿管患者からの喀痰で上皮細胞が多かったら、カフ圧が不十分で唾液がカフと気管粘膜の間から肺に漏れこんでいるのではないかを確認する必要があります。

Point
喀痰培養の結果を参考にするときには喀痰の質を確認する。

いずれにしても、培養結果を参考にして、ターゲットを絞ったデ・エスカレーションをすることが大切です。実際の抗菌治療は培養結果を待って開始することはなく、肺炎を疑った時点で開始されます。そのため、グラム染色を参考にすることが有用です。もちろん、良好な喀痰のグラム染色を参考にするのです。グラム陽性球菌が多数みられる場合には黄色ブドウ球菌や肺炎球菌などを想定します。もちろん、集塊をなすグラム陽性球菌であれば黄色ブドウ球菌を、二つの球菌が一対となっていれば肺炎球菌を、そして、球菌が連鎖していれば、肺炎球菌以外の連鎖球菌を疑うことになります。グラム陰性桿菌が多数みられる場合には腸内細菌科もしくはブドウ糖非発酵菌を疑います。前者には肺炎桿菌、大腸菌、エンテロバクター、セラチアなどが考えられ、後者では緑膿菌、ステノトロフォモナス・マルトフィリア、アシネトバクターが考えられます。

5. 中耳炎および副鼻腔炎

小児のお喉系細菌は？

急性中耳炎

　急性中耳炎は乳幼児期に好発します。そして、原因菌は「小児のお喉系細菌」です。「小児のお喉系細菌」には肺炎球菌、インフルエンザ菌、モラキセラ・カタラーリスがあります。この3菌は是非とも覚えておいてください。乳幼児が鼻みずを出していたり、ゴホゴホ言いながら咳き込んでいたら、これらの菌を周辺に撒き散らしていると考えましょう。可愛い孫だからということで、鼻みずをグジュグジュさせている乳幼児を高齢者が無防備に抱いているのを見るとドキッとします。高齢者は肺炎球菌に脆弱だからです。「肺炎球菌ワクチンを接種してから孫を抱こう」「孫に触れたら手洗いしよう」などと助言するのが親切なのかもしれません。もちろん、孫にも肺炎球菌ワクチンを接種しておいて、お爺ちゃんやお婆ちゃんを肺炎球菌から守るという啓発も大切と思います。

　少し、話が逸れたので、もとに戻します。乳幼児がウイルス性感冒に罹患すると、それに引き続き急性中耳炎になることがあります。突然発熱し、耳が痛いと泣き叫び、耳だれ（耳漏）がみられたら、ほぼ確実でしょう。

　乳幼児の急性中耳炎には必ず抗菌薬が必要かというとそうではありません。軽症で元気であり、抗菌薬を投与しようか止めようかと判断に迷ったら、抗菌薬なしで2～3日様子をみます。しかし、中等度以上であれば、抗菌薬が必要となります。この場合、何といってもアモキシシリン（サワシ

リン®）内服が第一選択薬となります。急性中耳炎では「小児のお喉系細菌」のなかの肺炎球菌とインフルエンザ菌が原因菌のほとんどを占めていて、それらにはペニシリンが著効するからです。

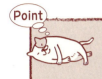

Point 小児の軽症の中耳炎では抗菌薬なしで2～3日様子をみる。

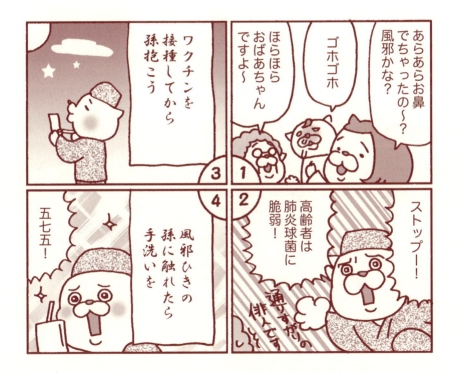

① あらあらお鼻でちゃったの～？風邪かな？
ゴホゴホ
ほらほらおばあちゃんですよ～

② 高齢者は肺炎球菌に脆弱！
ストップ！
通りすがりの俳人です

③ ワクチンを接種してから孫抱こう

④ 風邪ひきの孫に触れたら手洗いを
五七五！

Point 小児の中耳炎で抗菌薬を使用する場合にはアモキシシリン（サワシリン®）内服を用いる。

　しかし、2週間以内に抗菌薬が投与されたことがあれば、耐性菌を心配しなければなりません。また、保育園などで集団保育されていたとか、同居の兄弟がいてコロコロと遊んでいたとかがあれば、やはり、他の子どもから耐性菌をもらっているかもしれません。このように耐性菌を考慮する場合にはアモキシシリン（サワシリン®）内服を常用量の2〜3倍とします。この場合、アモキシシリン・クラブラン酸（14：1）（クラバモックス®）内服やセフェム系〔セフカペン・ピボキシル（フロモックス®）内服など〕に切り替えてもよいでしょう。培養の結果、ペニシリン耐性肺炎球菌やBLNAR（β-lactamase negative ampicillin resistant：β-ラクタマーゼ非産生アンピシリン耐性）インフルエンザ菌であったら、ニューキノロン〔トスフロキサシン（オゼックス®）内服など〕が必要となります。

Point 小児の中耳炎の原因菌に耐性菌の可能性があるならば、アモキシシリン（サワシリン®）内服を常用量の2〜3倍とする。アモキシシリン・クラブラン酸（14：1）（クラバモックス®）内服やセフェム系〔セフカペン・ピボキシル（フロモックス®）内服など〕に切り替えてもよい。

　重症では抗菌薬の経静脈的投与を行いますが、アンピシリン・スルバク

タム（ユナシン®-S）注やセフトリアキソン（ロセフィン®）注を用います。この場合は抗菌薬投与以外に鼓膜切開などの外科的処置を併用する必要があります。

　成人については、小児に比較して中耳炎の頻度は少ないけれども、原因菌の耐性化が進んでいるのでニューキノロン〔レボフロキサシン（クラビット®）内服など〕が必要となります。

> **Point**
> 成人の中耳炎ではニューキノロン〔レボフロキサシン（クラビット®）内服など〕を用いる。

急性鼻副鼻腔炎

　鼻づまりがあり、鼻汁が多くて喉頭に流れ込み、咳をするという症状に加えて、頭が痛かったり、顔面を押さえると疼痛があるという症状があれば急性鼻副鼻腔炎を疑います。普通、ウイルス性の急性鼻炎に引き続いて副鼻腔炎となります。そのため、副鼻腔炎のみの症状を呈することは少なく、急性鼻炎と急性副鼻腔炎の両者の症状があるため、急性鼻副鼻腔炎と言われています。

　急性鼻副鼻腔炎の原因菌は乳幼児では「小児のお喉系細菌」（肺炎球菌、インフルエンザ菌、モラキセラ・カタラーリス）の複数菌感染が多くみられます。急性鼻副鼻腔炎が重篤になることはほとんどないので、軽症であれば、抗菌薬なしで5日程度観察します。しかし、中等度以上であれば急性中耳炎と同様に、アモキシシリン（サワシリン®）内服が第一選択となります。

Point 小児の急性鼻副鼻腔炎では抗菌薬なしで5日程度観察する。

Point 小児の急性鼻副鼻腔炎で抗菌薬を使用する場合にはアモキシシリン（サワシリン®）内服を用いる。

　しかし、2週間以内に抗菌薬が投与されたことがあれば、耐性菌を心配しなければなりません。これについては急性中耳炎と同様です。また、保育園などで集団保育されていたとか、同居の兄弟がいてコロコロと遊んでいたとかいう場合も同様です。このように耐性菌の心配があるならばアモキシシリン（サワシリン®）内服を常用量の2～3倍（高用量）とします。重症例や改善がない場合はセフカペン・ピボキシル（フロモックス®）内服に切り替えます。

Point 小児の急性鼻副鼻腔炎の原因菌に耐性菌の可能性があるならば、アモキシシリン（サワシリン®）内服を常用量の2～3倍とする。

　成人では小児と異なり、単独菌の感染が多いといわれています。基本的にはアモキシシリン（サワシリン®）内服を第一選択としますが、セフカペン・ピボキシル（フロモックス®）内服やレボフロキサシン（クラビット®）

内服が必要となることもあります。

慢性副鼻腔炎

　慢性副鼻腔炎の原因菌は「小児のお喉系細菌」（肺炎球菌、インフルエンザ菌、モラキセラ・カタラーリス）に加え、緑膿菌、黄色ブドウ球菌、プレボテラなどの複数菌感染が多いことが知られています。通常の抗菌薬による治療では効果はなく、手術しなければなりません。難治化の原因の一つにバイオフィルムの存在があるので、14員環系マクロライド〔クラリスロマイシン（クラリシッド®）内服やエリスロマイシン（エリスロシン®）内服〕の半量長期投与を行うことがあります。14員環系マクロライドの少量長期投与は抗菌作用ではなく抗炎症作用、免疫調節作用、粘液過剰分泌抑制作用が期待できると考えられているからです。急性増悪時は急性鼻副鼻腔炎に準じた治療を行います。

Point

慢性副鼻腔炎ではクラリスロマイシン（クラリシッド®）内服やエリスロマイシン（エリスロシン®）内服の半量長期投与を行う。

6. 心内膜炎

狭域抗菌薬を使用したいから血液培養が大変重要

　夏の炎天下で農作業をしていた人が熱中症ということで浜松医療センターに救急搬送されました。救急外来にて体温を測定したところ、38℃未満の発熱がみられました。そのときに日直していた専修医がなんと、血液培養したのです。2セットです。周囲のスタッフは「炎天下にて仕事をしていたので熱中症になったんだ！　多少の熱があっても当たり前じゃないか。こんな患者に血液培養するなんて！」と思っていたようです。しかし、翌日、血液培養は連鎖球菌が陽性でした。2セットともです。

　熱中症で倒れたのではなく、亜急性心内膜炎だったのです。もちろん、亜急性心内膜炎であることを知らずに、炎天下にて仕事をしていて熱中症になったのかもしれません。いずれにしても、血液培養は大変有効であったことには間違いありません。

　感染性心内膜炎は発熱があるものの、その他の症状としては非特異的なものがほとんどです。倦怠感があるとか、食欲が低下したとか、体重が減ってしまったなどです。もちろん、心不全になったり、感染性塞栓が脳や腎臓などに飛んでしまったりすれば、それに関連した症状が出ることはあります。腰椎などで骨髄炎や膿瘍を形成し、腰痛を訴えることもあります。とにかく、原因が不明な発熱の場合には感染性心内膜炎を疑い、精査する必要があります。もちろん、心臓エコーは必須ですが、経胸エコーでは70％程度の感度しかありません。そのため、感染性心内膜炎を疑っているときには、経食道エコーを実施しなければなりません。経食道エコーの感度は90％以上だからです。

> **Point** 経胸エコーでの感染性心内膜炎の診断の感度は不十分なので、感染性心内膜炎を疑っているときには、経食道エコーを実施する。

　感染性心内膜炎は血液培養が大変重要なので、患者の容体が安定していれば、抗菌薬を投与する前に何回も血液培養を実施します。感染性心内膜炎の治療は長期にわたるので、原因菌を同定しておいて、ターゲットを合わせた狭域抗菌薬を使用したいからです。もちろん、抗菌薬を開始した後であっても、抗菌薬の有効性を確認するために、抗菌薬の開始後48〜72時

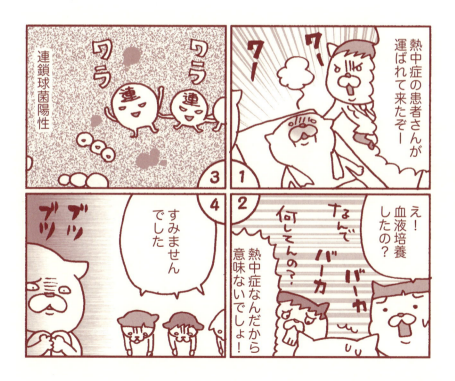

間で再度血液培養を実施します。

　感染性心内膜炎では、すべての患者が心臓手術を必要とするのかというとそうではありません。「弁の機能不全による心不全や肺高血圧などがみられる場合」「真菌や耐性菌による場合」「血液培養が陰性化しない場合」「疣贅のサイズが10mm以上の場合」「塞栓を繰り返す場合」などが手術適応の条件です。

Point
すべての感染性心内膜炎に心臓手術が必要ということはない。

　感染性心内膜炎の治療を考えるとき、人工弁の有無によって治療方針が異なります。ここでは「人工弁なし」「人工弁あり」に分けて解説します。

心内膜炎（人工弁なし）

　心内膜炎は心内膜に形成された疣贅（vegetation）から病原体が流れ出て持続的な菌血症を呈する疾患です。左側の心内膜炎は僧帽弁にも大動脈弁にも発生しますが、右側では三尖弁のみに発生し、肺動脈弁にみられることはほとんどありません。3大原因菌は黄色ブドウ球菌、*Streptococcus viridans*、腸球菌です。心内膜炎は黄色ブドウ球菌による急性心内膜炎と連鎖球菌（*Streptococcus viridans* が多い）などの他の細菌による亜急性心内膜炎に大別されます。

[急性心内膜炎]

　急性心内膜炎は弁の破壊が強く、症状の進行が早いので迅速に対応しなければなりません。第一選択薬は「セファゾリン（セファメジン®）注＋ゲンタマイシン（ゲンタシン®）注」ですが、培養結果が得られたら感受性のある抗菌薬に切り替えます。MRSA保菌者における急性心内膜炎では「バ

ンコマイシン注＋ゲンタマイシン注」が選択されます。しかし、MSSAにはバンコマイシン注よりもセファゾリン注のほうが強力に作用するので、バンコマイシン注はMRSAの可能性がある場合に限定します。

急性心内膜炎の治療は「セファゾリン（セファメジン®）注＋ゲンタマイシン（ゲンタシン®）注」を用いる。MRSA保菌者では「バンコマイシン注＋ゲンタマイシン注）」で治療を開始する。

[亜急性心内膜炎]

　亜急性心内膜炎は発症がゆっくりであり、診断が困難なことがあります。感染源は抜歯（連鎖球菌などの口腔内常在菌）や泌尿器手術・婦人科手術（グラム陰性桿菌）などですが、これらの処置から発症まで時間を要することが多く、感染源が特定できないことがあります。この場合、原因菌が口腔内常在菌やグラム陰性桿菌であることから、第一選択薬は「ベンジルペニシリン（ペニシリンG）注＋ゲンタマイシン（ゲンタシン®）注」です。ゲンタマイシン注はペニシリン系と併用するとシナジー効果が期待できるので併用します。

亜急性心内膜炎の治療は「ベンジルペニシリン（ペニシリンG）注＋ゲンタマイシン（ゲンタシン®）注」で行う。

感染性心内膜炎の抗菌薬投与において最も重要なことは頻回の血液培養による原因菌の同定です。この疾患では抗菌薬を長期に投与する必要があるので、原因菌にターゲットを合わせた抗菌薬を選択しなければなりません。広域抗菌薬に感受性があるということで長期にわたって広域抗菌薬を投与すると耐性菌の増殖を誘導するので、狭域抗菌薬によるピンポイント治療が必要なのです。

> **原因菌が判明した場合の抗菌薬**
> ・*Streptococcus viridans*：ベンジルペニシリン注＋ゲンタマイシン注
> ・*Streptococcus bovis*：ベンジルペニシリン注＋ゲンタマイシン注
> ・腸球菌：ベンジルペニシリン注＋ゲンタマイシン注が選択されるが、βラクタマーゼを産生していればアンピシリン・スルバクタム（ユナシン®-S）注＋ゲンタマイシン注、ペニシリン系に耐性であればバンコマイシン注＋ゲンタマイシン注が用いられる
> ・MSSA：セファゾリン注＋ゲンタマイシン注
> ・MRSA：バンコマイシン注＋ゲンタマイシン注

　HACEKグループ（*Hemophilus* spp.、*Actinobacillus* spp.、*Cardiobacterium* spp.、*Eikenella* spp.、*Kingella* spp.）といわれる増殖が極めて遅い細菌による感染性心内膜炎がありますが、この場合はセフトリアキソン（ロセフィン®）注を投与します。「アンピシリン（ビクシリン®）注＋ゲンタマイシン注」も投与可能です。

心内膜炎（人工弁あり）

　最近は弁置換術の増加にともない、術後患者の置換弁感染が増加しています。人工弁設置後の患者での感染性心内膜炎は保存療法のみでは心不全となるので、手術が必要です。原因菌はコアグラーゼ陰性ブドウ球菌が多く、次に黄色ブドウ球菌やグラム陰性桿菌、真菌がみられます。したがって、「バンコマイシン（バンコマイシン®）注＋ゲンタマイシン（ゲンタシ

ン®）注」が第一選択となりますが、人工弁縫合部位での菌の定着・侵入・増殖を伴うことから除菌が困難なので、リファンピシン（リマクタン®）内服の併用が必要になります。リファンピシン内服は単独で用いると耐性獲得が早いので、必ず感受性のある抗菌薬と併用します。

Point

心内膜炎（人工弁あり）のエンピリック治療では「バンコマイシン（バンコマイシン®）注＋ゲンタマイシン（ゲンタシン®）注＋リファンピシン（リマクタン®）内服」を行う。

原因菌が判明したら感受性のある抗菌薬に変更します。

原因菌が判明した場合の抗菌薬

- 表皮ブドウ球菌：バンコマイシン注＋ゲンタマイシン注＋リファンピシン内服
- MSSA：セファゾリン（セファメジン®）注＋ゲンタマイシン注＋リファンピシン内服
- MRSA：バンコマイシン注＋ゲンタマイシン注＋リファンピシン内服
- 緑膿菌：セフタジジム（モダシン®）注＋ゲンタマイシン注
- 腸内細菌科：セフタジジム注＋ゲンタマイシン注
- 真菌（カンジダ属、アスペルギルス属）：アムホテリシンBリポソーム製剤（アムビゾーム®）注＋フルシトシン（アンコチル®）内服

7. 腸管感染症、胆嚢炎・胆管炎、腹膜炎

梅雨が近づいてくると…

食中毒

梅雨が近づいてくると、新聞に「〇〇レストランの食事で食中毒が発生した」などの記事が掲載されることがあります。しかし、食中毒といっても一つの疾患ではありません。様々な病原体が様々な症状を呈しています。ここではそれぞれの食中毒について解説したいと思います。

[サルモネラ]

サルモネラは特に鶏卵からのサルモネラ・エンテリティディスの感染が多く、経口感染すると8〜48時間の潜伏期の後に発症します。発熱、頭痛、下痢などを伴う急性胃腸炎で、比較的軽症に経過します。しかし、小児や高齢者では敗血症を引き起こし、致死的になることがあるので注意が必要です。治療は補液が原則であり、止瀉剤は使用しません。抗菌薬も基本的には投与しません。耐性菌出現の問題と抗菌薬による腸内細菌叢の乱れによって除菌が遅れるというのがその理由です。ただし、重症患者や易感染者にはニューキノロン〔レボフロキサシン（クラビット®）内服など〕を行います。

[腸炎ビブリオ]

腸炎ビブリオは海産魚介類を生で食べることによって、ビブリオ・パラヘモリティカス（腸炎ビブリオ菌）に感染して引き起こされます。特に、夏期に多く発生します。潜伏期間は6〜24時間であり、38℃以下の発熱を

伴う急性胃腸炎症状（上腹部痛や下痢など）にて発症します。抗菌薬による治療を行わなくても2〜5日で治癒するので、脱水に対する対症療法のみで対応します。抗菌治療を行う場合にはニューキノロン（レボフロキサシン内服など）を用います。

[黄色ブドウ球菌]

　黄色ブドウ球菌は汚染食品中で増殖した菌により産生されるエンテロトキシンを経口摂取することによって引き起こされる毒素型食中毒です。食品摂取後1〜5時間後に急激に発症します。主症状は悪心、嘔吐ですが、経過は良好であり、1〜3日で回復します。したがって、治療は補液のみです。

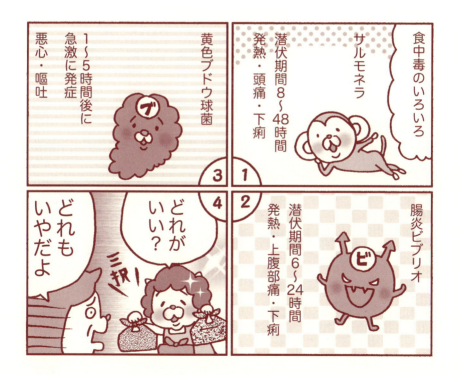

[カンピロバクター]

　カンピロバクター属による食中毒であり、潜伏期は2～7日と長いので、原因食品を同定することは困難です。おもな症状は下痢、腹痛、発熱、吐き気ですが、予後は良好であり、抗菌薬の投与がなくても対症療法のみで治癒します。ときに、激しい症状や敗血症を併発することがあるので、この場合にはマクロライド系〔アジスロマイシン（ジスロマック®）内服など〕をします。

[エルシニア]

　エルシニアは主にエルシニア・エンテロコリチカによって引き起こされます。感染源はイヌ、ネコ、ネズミが多く、これらから直接または飲食物を介して経口的に感染します。この菌は4℃の低温でも徐々に発育するので注意が必要です。症状は下痢、腹痛、発熱ですが、発疹がみられることがあるので、発疹性の食中毒ではエルシニアを疑います。通常は抗菌薬を投与せずとも自然治癒しますが、敗血症を呈した場合にはニューキノロン〔レボフロキサシン（クラビット®）内服など〕を投与します。ペニシリン系やマクロライド系は無効です。

食中毒の治療の原則

- チフス性疾患を除く腸管感染症は自然治癒することが多いので、対症療法を最優先します。
- 原因菌の同定までに時間を要するので抗菌薬が投与されることが多いのが現状です。
- この場合、サルモネラ、腸管出血性大腸菌、赤痢菌を考慮して、ニューキノロン〔レボフロキサシン（クラビット®）など〕内服を用います。ニューキノロンは腸管感染症をきたす多くの細菌に強い抗菌力を示すためと、組織移行性が良好なためです。
- ただし、カンピロバクターについてはニューキノロン耐性が増加していることと、たとえ感受性があってもニューキノロンによって急速に耐性

化するので、マクロライド系〔アジスロマイシン（ジスロマック®）内服など〕を選択します。
- 妊娠している可能性のある女性や小児には、ニューキノロンよりもホスホマイシン（ホスミシン®）内服のほうが安全です。
- 止瀉薬などの投与は病原体や毒素の排泄を遷延させるので、原則禁忌です。
- 便培養の結果は必ず確認します。
- セフェム系は腸管感染症をきたす多くの細菌への感受性は優れていますが、臨床的には効果不十分であることが多いことが知られています。
- 抗菌薬の投与期間は3～5日間（赤痢菌、コレラ菌、サルモネラ菌、カンピロバクター）ですが、チフス菌やパラチフス菌では14日間が必要です。

Point

> チフス性疾患を除く腸管感染症は対症療法を最優先する。抗菌薬が必要な場合は①ニューキノロンの内服（3～5日：ただし、チフス性疾患には14日）②妊婦や小児ではホスホマイシン（ホスミシン®）内服③カンピロバクターにはアジスロマイシン（ジスロマック®）内服を用いる。

腸管出血性大腸菌感染症

　ときどき、腸管出血性大腸菌による被害が新聞報道されることがあります。特に、小児が重篤な症状となり、生命も危険な状態になることがあります。腸管出血性大腸菌は経口感染し、潜伏期は2～14日（平均3～5日）です。発症約1週間後に10％の患者が溶血性尿毒症症候群に移行し、その

約3%は死亡します。溶血性尿毒症症候群は小児や高齢者に多いことが知られています。診断には便からの病原体の検出が必要であり、かつベロ毒素の検出が行われます。ベロ毒素を産生する大腸菌の多くがO157ですが、O26やO111も比較的多くみられます。

腸管出血性大腸菌感染症では重篤な合併症として溶血性尿毒症症候群がある。

　抗菌薬については小児にはホスホマイシン（ホスミシン®）内服、成人にはニューキノロン〔レボフロキサシン（クラビット®）内服など〕またはホスホマイシン内服が選択されます。妊婦については、ニューキノロンよりもホスホマイシンのほうが安全です。ほとんどの症例において抗菌治療の開始2日後には菌が陰性化するので、治療期間は3日間に限定します。抗菌薬のみではなく、家庭内での二次感染を防ぐために、排便後の手洗いなど感染予防の教育を十分に行います。

腸管出血性大腸菌感染症での抗菌薬については小児にはホスホマイシン（ホスミシン®）内服、成人にはニューキノロン〔レボフロキサシン（クラビット®）内服など〕またはホスホマイシン内服を3日間用いる。

クロストリジウム・ディフィシル腸炎

　抗菌薬を投与されている患者に下痢がみられたら、浸透圧性下痢とクロストリジウム・ディフィシル腸炎を疑って対処します。浸透圧性下痢を疑うならば、食事を中止して下痢が改善するか否かを確認します。クロストリジウム・ディフィシル腸炎を疑うならば、便中のトキシンを検査します。ただし、トキシンが陰性であってもクロストリジウム・ディフィシル腸炎は除外できません。

> **Point**
> 抗菌薬を投与されている患者に下痢がみられたら、浸透圧性下痢とクロストリジウム・ディフィシル腸炎を疑う。

　クロストリジウム・ディフィシル腸炎の典型的な症状は下腹部痛を伴う急性の水様性下痢、微熱、白血球増加であり、抗菌薬開始5〜10日後に発症します。しかし、抗菌薬の開始当日や終了後10週間遅れて発症することもあります。治療法としては、それまで使用していた抗菌薬の中止が最も有効です。抗菌薬はメトロニダゾール（フラジール®）内服を用いますが、重症ではバンコマイシン（バンコマイシン®）内服とします。メトロニダゾールが無効の場合にはバンコマイシン内服に切り替えます。バンコマイシン内服では1回125mgを1日4回の服用とします。これでも下痢、発熱、白血球増加が改善しなければ、1回量500mgに増量します。治療期間はいずれも10〜14日です。

> **Point**
> クロストリジウム・ディフィシル腸炎を疑ったら、それまで使用していた抗菌薬を中止する。抗菌治療はメトロニダゾール（フラジール®）内服とするが、重症もしくはメトロニダゾールが無効の場合はバンコマイシン内服とする。治療期間は10〜14日である。

　メトロニダゾールやバンコマイシンの終了後に再燃することがあります。治療終了後1〜2週間で再燃することがほとんどですが、1〜2ヵ月後に再燃することもあります。この場合、クロストリジウム・ディフィシルの再感染によるものであり、耐性菌ではありません。治療が不成功の場合も耐性菌を考えるのではなく、内服のコンプライアンスが不十分であったか、もしくは、原因がクロストリジウム・ディフィシル腸炎ではなかった可能性を考えます。

> **Point**
> クロストリジウム・ディフィシル腸炎は治療後に再燃することがある。

　再燃を繰り返す場合は、バンコマイシン内服によるテーパリング・パルス治療を行います。この方法は「再燃は抗菌治療を生き延びた芽胞が残存していることによる」ということに基づいた治療法です。抗菌薬が投与されていない期間に芽胞に発芽させ、栄養型になったところで抗菌薬を再投与して殺菌するというものです。

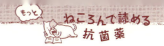

```
テーパリング・パルス治療（バンコマイシン内服）
1週目        125mg×4      ［7日間］
2週目        125mg×2      ［7日間］
3週目        125mg×1      ［7日間］
4週目        125mg 隔日    ［7日間］
5週目と6週目  125mg  3日毎  ［14日間］
```

胆嚢炎・胆管炎

　胆嚢炎・胆管炎の原因菌は腸球菌、腸内細菌科（大腸菌や肺炎桿菌など）、嫌気性菌（バクテロイデス・フラジリスなど）ですが、抗菌薬の投与によって、容易に緑膿菌やエンテロバクター属などに菌交代します。市中発症かつ軽症（腹痛が比較的軽く、発熱がみられず、血液検査にて炎症所見が乏しい）ならばグラム陰性桿菌に有効なニューキノロン〔レボフロキサシン（クラビット®）内服など〕を用います。中等度以上では嫌気性菌を含む複数菌感染を疑いピペラシリン・タゾバクタム（ゾシン®）注もしくはカルバペネム系を選択します。重篤な患者では胆道ドレナージが優先されるべきであり、抗菌薬は補完的なものと考えます。

> **Point**
> 胆嚢炎・胆管炎が軽症ならばレボフロキサシン（クラビット®）内服とする。中等度以上ではピペラシリン・タゾバクタム（ゾシン®）を用いる。

腹膜炎

　腹膜炎には特発性腹膜炎と二次性腹膜炎があります。それぞれで抗菌薬

を使い分ける必要があります。

[特発性腹膜炎]

　原因不明の腹膜炎ですが、腹水のある肝硬変の患者でよくみられます。単独菌による感染が多く、腸内細菌科が主なものですが、肺炎球菌がみられることもあります。<u>抗菌薬はセフトリアキソン（ロセフィン®）注またはアンピシリン・スルバクタム（ユナシン®-S）注を用います。</u>

[二次性腹膜炎]

　消化管や生殖器などの穿孔により、これらの常在菌が腹腔内に漏れ出ることによって発生します。そのため、大腸菌などの腸内細菌科、腸球菌属、嫌気性菌（バクテロイデス属など）が問題となります。<u>抗菌薬はピペラシリン・タゾバクタム（ゾシン®）注を選択します。</u>

Point：特発性腹膜炎ではセフトリアキソン（ロセフィン®）またはアンピシリン・スルバクタム（ユナシン®-S）注、二次性腹膜炎ではピペラシリン・タゾバクタム（ゾシン®）注を用いる。

もっとねころんで読める抗菌薬

8. 尿路感染症
症状はありますか？

　しばらく前のことです。ある日の夕方に外部から電話がかかってきました。市内の診療所の先生からです。「ちょっと教えてほしいことがあるんだけど。いつも受診する患者さんの尿検査をすると大腸菌が出るんだよ。抗菌薬で治療すると消えるけど、しばらくするとまた出てくるんだよ。こんなことを繰り返しているんだけど、どうしたらいいんだろうねえ？」とのご質問でした。

　私は「症状はありますか？　それと、妊婦さんですか？　もしくは泌尿器手術が予定されている方ですか？」とお聞きしたら、「いや、症状はないよ。妊婦でもないし、手術の予定もないよ」とのことでした。

　すなわち、何も症状のない人の尿を検査し、大腸菌がみつかると抗菌薬を処方していたのです。これは「無症候性細菌尿」に治療を加えていたことになります。無症候性細菌尿については、あとで詳しく解説しますが、基本的には治療は必要ないのです。そもそも、症状のない人に尿培養をする必要がないのです。

　私は診療所の先生に「先生。尿培養で細菌がみつかるけれど、何ら症状がないということから無症候性細菌尿と思われます。これは治療の必要はないし、今後、症状がなければ尿培養の必要もないと思います」と回答しました。先生は「そうか！助かった。大腸菌が出てくると心配になっちゃってねえ。ありがとう」といって電話を切られたのです。

　ここでは尿路感染症についてお話ししますが、それには症状がなければなりません。症状があるという前提で話を進めます。まず、頻度の多い「急

性単純性膀胱炎」「急性単純性腎盂腎炎」から話をし、そして、治療判断の難しい複雑性尿路感染症について解説します。

急性単純性膀胱炎

　とにかく、尿が頻回になり、排尿するときには痛みを経験します。頑張って排尿したとしても膀胱に尿が残った感じとなり、また、トイレに行きたくなります。これは多くの若い女性が経験することのある急性単純性膀胱炎の症状です。そのような女性の尿を検査してみて、膿尿や細菌尿が確認されれば診断は確定です。患者のほとんどは性的活動期の女性であって、若年男性はまれです。もし、男性で膀胱炎症状がみられたら、複雑性尿路感染症として精査しなければなりません。

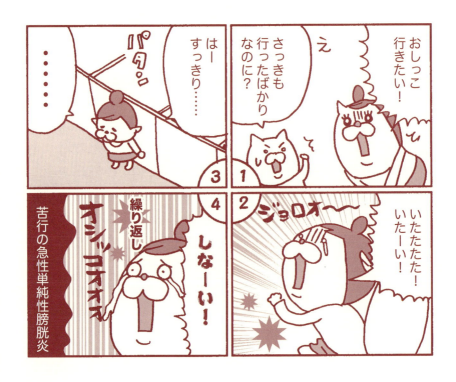

苦行の急性単純性膀胱炎

> **Point**
> 急性単純性膀胱炎のほとんどは性的活動期の女性である。

　原因菌のほとんどが大腸菌ですが、肺炎桿菌、プロテウス・ミラビリス、腸球菌が原因となることもあります。大腸菌、肺炎桿菌、プロテウス・ミラビリスは腸内細菌科に属します。腸球菌は腸内細菌科ではないのですが、腸内細菌叢を構成する細菌です。女性では、糞便中の細菌のうち尿路系に病原性を示す細菌が膣の入口で保菌されていて、それが尿道を上向して膀胱に到達することによって膀胱炎となります。抗菌薬としては、ニューキノロン〔レボフロキサシン（クラビット®）内服など〕が3日間用いられます。セファクロル（ケフラール®）やホスホマイシン（ホスミシン®）を用いることもできます。

> **Point**
> 急性単純性膀胱炎の治療はニューキノロン〔レボフロキサシン（クラビット®）内服など〕の3日間投与である。

> **コラム：腸内細菌科と腸内細菌叢**
>
> 　ここで「腸球菌は腸内細菌科ではないのですが、腸内細菌叢を構成する細菌です」という記述に疑問を持たれた人もいるのではないでしょうか？　よく、腸内細菌科と腸内細菌叢を混乱して理解されている方がいますが、これらは異なります。腸内細菌科には大腸菌や肺炎桿菌などが含まれていますが、腸内細菌科の定義には「グラム陰性桿菌であること、通常の培地によく発育すること、通性嫌気性（酸素があってもなくても、生存・生育できる）であること、ブドウ糖を発酵し、酸とガスを産生すること」などがあります。腸球菌はグラム陽性球菌なので、腸内に生息しているけれど腸内細菌科ではないのです。緑膿菌などのシュードモナス属もまた、ブドウ糖を発酵できないので、腸内細菌科ではありません。
>
> 　腸管には嫌気性菌のほうが多く、大腸では全菌量の99.9％がバクテロイデス・フラジリスなどの嫌気性菌です。嫌気性菌は酸素が存在すると増殖できない偏性嫌気性であり、通性嫌気性ではありません。そのため、腸内細菌科ではないのです。すなわち、腸内に生息している細菌のすべてが腸内細菌科というではありません。それどころか、腸内細菌叢のほとんどが嫌気性菌によって構成されており、腸内細菌科はごくわずかを占めているに過ぎないのです。

急性単純性腎盂腎炎

　急性単純性腎盂腎炎は急性に発症する原因が単純な腎盂腎炎という意味です。これもまた急性単純性膀胱炎と同様に若い女性に多い疾患です。細菌が尿管を上ってゆき、腎臓に到達すると腎盂腎炎になります。高熱が出て、腰痛（腎臓の高さ）がみられ、肋骨脊椎角（第12肋骨と脊椎が作る三角部）を叩打すると痛がるといった症状がみられます。敗血症に進展することもあるので気を付けなければなりません。

Point　急性単純性腎盂腎炎は若い女性に多い。

　原因菌は急性単純性膀胱炎と同じです。腎盂腎炎は再発がしばしばみられますが、これは腎実質への抗菌薬の移行が不十分なためです。軽症ではニューキノロン〔レボフロキサシン（クラビット®）内服など〕を7〜14日投与します。重症ではセフトリアキソン（ロセフィン®）注を用いますが、経口が可能となればニューキノロンに切り替え、合計14日の治療を行います。

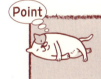

Point　急性単純性腎盂腎炎の治療はニューキノロン〔レボフロキサシン（クラビット®）内服など〕の7〜14日間投与である。

複雑性尿路感染症

　「流水は腐らず」という諺があります。これは「常に流れている水は淀んで腐ることがない」という意味であり、たえず鍛錬している者は、沈滞したり腐敗したりすることがないという意味もあります。尿も同様であり、尿が滞りなく流れていれば、何も問題は発生しません。しかし、尿の流れが滞ると、細菌に増殖する場を与えてしまうのです。

　尿路に異常がある人（前立腺肥大、前立腺がん、膀胱結石、尿路の先天奇形など）では尿の流れが阻害されるので、尿路系での感染の可能性が高まります。このような場合、再燃を繰り返すことがあり、原因菌もさまざ

まです。これが複雑性尿路感染症の大きな問題なのです。

　複雑性尿路感染症の原因菌はグラム陰性菌からグラム陽性菌まで幅広く、さまざまな病原体が検出されます。特に、大腸菌、緑膿菌、腸球菌の頻度が高く、尿道カテーテル留置患者では緑膿菌と腸球菌の頻度が増加します。このような感染症に対して、抗菌薬で治療しても原因が残ったままなので、再燃してしまいます。<u>複雑性尿路感染症は基礎疾患の改善なくして、抗菌薬治療は成功しないのです</u>。

複雑性尿路感染症には尿流を妨げる基礎疾患がある。

複雑性尿路感染症は再燃しやすい。

[複雑性膀胱炎]

　複雑性膀胱炎では抗菌薬を投与しておしまいということはありません。むしろ抗菌薬を使用するときには本当にそれが必要なのかという判断が大切です。実際、複雑性膀胱炎では細菌尿や膿尿のみが証明されて、症状がみられないことがあります。症状がなければ、抗菌薬は必要ありません。しかし、排尿痛や頻尿などの症状があれば治療します。この場合の抗菌薬はニューキノロン〔レボフロキサシン（クラビット®）内服など〕を7～14日投与します。ここで大切なことは尿培養検査を必ず施行し、原因菌の同定と感受性結果に基づいてデ・エスカレーションすることです。そして、複雑性膀胱炎をもたらした状況を把握し、それに対処することが大切です。

> **Point**
>
> 複雑性膀胱炎の抗菌薬はニューキノロン〔レボフロキサシン（クラビット®）内服など〕の7〜14日投与である。この場合、原因について精査が必要である。

［複雑性腎盂腎炎］

　複雑性腎盂腎炎もまた尿路の解剖学的または機能的な異常によって引き起こされます。そのため、泌尿器科に相談することが大切です。抗菌薬による治療のみでは再燃するからです。抗菌薬を使用する前には必ず、尿培養と血液培養を実施します。治療では、ニューキノロン〔レボフロキサシン（クラビット®）内服など〕を7〜14日投与します。重症例にはセフトリアキソン（ロセフィン®）やピペラシリン・タゾバクタム（ゾシン®）注を用います。そして、培養結果に基づいてデ・エスカレーションするのです。

> **Point**
>
> 複雑性腎盂腎炎の抗菌薬はニューキノロン〔レボフロキサシン（クラビット®）内服など〕の7〜14日投与である。重症ではセフトリアキソン（ロセフィン®）注やピペラシリン・タゾバクタム（ゾシン®）注を用いる。この場合、原因について精査が必要であり、泌尿器科に相談する。

無症候性細菌尿

　それでは、無症候性細菌尿についてのお話をしたいと思います。読んで字のごとく、無症候性細菌尿は頻尿、排尿時痛、発熱など尿路感染の症状がみられないけれども、尿に多数の細菌がみられる状態のことをいいます。本来無菌であるはずの尿から細菌が検出されるのですから、心配するのは当然かもしれません。しかし、無症候性細菌尿は治療する必要はないのです。むしろ、感染症と考える必要さえないのです。そのため、感染対策チームはサーベイランスの対象にしていないのです。

　無症候性細菌尿では血液検査で炎症反応がみられることはほとんどありません。また、無症候性細菌尿から膀胱炎や腎盂腎炎に進展するということもないのです。実際、症状のある尿路感染症の患者のデータを遡ってみてみると、発症の1日以上前に尿に細菌が先行してみられることはありませんでした。すなわち、尿路感染症は前触れなく発症するのであって、無症候性細菌尿が前兆であるということはないのです。したがって、無症候性細菌尿を監視したり、治療したりしても、膀胱炎や腎盂腎炎の予防とはならないのです。

Point　無症状の人の尿培養はしない。無症候性細菌尿がみつかっても治療をしない。

　無症候性細菌尿を治療すると一時的に細菌尿は改善します。しかし、数日もすると再び細菌がみられるようになります。これを繰り返せば耐性菌を誘導することになるのです。無症候性細菌尿は年齢とともに増えてゆくので、これからの高齢化社会では無症候性細菌尿はかなり普通のことになると思います。

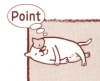

> **Point**
> 無症候性細菌尿は年齢とともに頻度が増えてゆく。

　それでは、尿のなかに細菌が多数いるにもかかわらず症状（頻尿や排尿時痛など）がないのはどうしてでしょうか？　実は、細菌と宿主のバランスが保たれているからなのです。無症候性細菌尿にみられる細菌は毒性が少なく本当の病原体にはなっていないのです。ある研究によると、無症候性細菌尿のある脊髄損傷の患者からの大腸菌は、症状のある尿路感染の患者の大腸菌よりも赤血球凝集や溶血を起こす能力が低下していることが示されました。病原性の低い細菌が尿の中にいたとしても、感染症を発症することはないのです。むしろ、このような細菌を尿のなかに保っていれば、もっと毒性の強い細菌が外部から侵入してきても、尿路系を守ってくれるのです。そのため、尿培養にて検出されたからといって、そのような貴重な細菌を殺滅することは、無症候性細菌尿の患者にとってよいことではないのです。

> **Point**
> 無症候性細菌尿にみられる細菌は宿主を強毒性細菌から守ってくれる。

　基本的には無症候性細菌尿は治療する必要はありません。しかし、「妊婦」と「粘膜出血が予測される泌尿器手術の患者」は例外です。妊婦で細菌尿がみられると、未熟児、低体重児、周産期死亡が増える可能性があります。また、無症候性細菌尿の人が粘膜出血を伴う泌尿器手術を受けると手術後に菌血症やセプシスになる危険性が高くなるのです。このような患

者の無症候性細菌尿は治療します。

無症候性細菌尿は治療しないのが原則であるが、「妊婦」と「粘膜出血が予測される泌尿器手術の患者」については治療する。

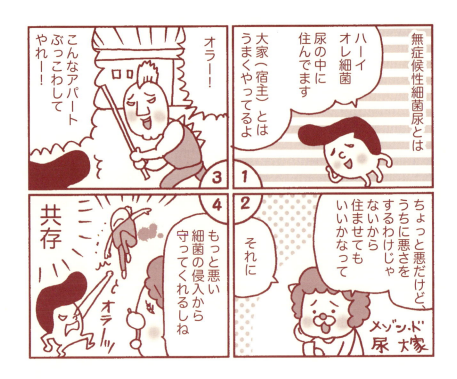

9. 皮膚感染症

黄色ブドウ球菌に有効な抗菌薬を選択します

癤と癰

難しい漢字の象徴のような医学用語に「癤」と「癰」があります。パソコンだから入力できるのですが、自分で文字を覚えて記載するには労力が必要な漢字です。「癤」は「せつ」と読み、「癰」は「よう」と読みます。漢字が難しいからといって、すべて平仮名で書くと「せつとよう」となり、これもまたどこまでが病名かわからなくなります。それゆえ、ドイツ語の「フルンケル」「カルブンケル」を使用する人もいます。もちろん、「フルンケル」が「癤」であり、「カルブンケル」が「癰」です。どちらも毛包の感染症ですが、「癤（せつ）」は一つの毛包に限局するもの、「癰（よう）」は複数の毛包を巻き込んだものをいいます。後者は首の後部に発生する傾向にあり、糖尿病の患者で発生しやすいことが知られています。

小さな「癤（せつ）」では排膿を促すために「湿度と保温」が大切です。大きな「癤（せつ）」とすべての「癰（よう）」は切開と排膿が必要です。周囲の蜂巣炎や発熱がない限り、抗菌薬の全身投与は必要ありません。

Point 癤と癰の治療においては周囲の蜂巣炎や発熱がない限り、抗菌薬の全身投与はしない。

抗菌薬を用いるときは、原因菌は黄色ブドウ球菌なので、黄色ブドウ球

菌に有効な抗菌薬を選択します。具体的にはセファレキシン（ケフレックス®）やセファクロル（ケフラール®）内服を7日投与します。セフェム系アレルギーの場合は成人にはマクロライド系〔クラリスロマイシン（クラリシッド®）〕内服を用いるのがよいでしょう。

　これらによる抗菌治療でも改善がなければ、MRSAを疑わなければなりません。この場合は市中感染型MRSAを想定し、ミノサイクリン（ミノマイシン®）内服やST合剤（バクトラミン®）内服を用いますが、ホスホマイシン（ホスミシン®）が有効のこともあります。

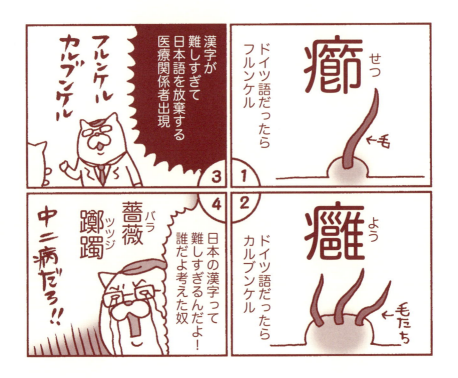

> **Point**
> 癤と癰の治療のための抗菌薬はセファレキシン（ケフレックス®）内服やセファクロル（ケフラール®）内服を7日投与する。これで効果がなければ、市中感染型MRSAを疑い、ミノサイクリン（ミノマイシン®）内服やST合剤（バクトラミン®）内服を用いる。

　ここで市中感染型MRSAといっても「なんだ！それ！」という人もいるかもしれないので、簡単に解説しておきます。このMRSAは1990年代以降に報告されるようになり、健康な成人や小児で感染症を呈する病原体です。病院感染型MRSAは入院を必要とする脆弱な患者で感染症を作り出しているのですが、市中感染型MRSAは病院感染型MRSA感染症のリスクファクター（最近の入院、手術、透析など）のない人において感染症を作り出すのです。これは市中に存在した黄色ブドウ球菌が病院感染型MRSAとは異なる経緯で*mecA*耐性遺伝子を獲得して出現したものと推測されています。皮膚・軟部組織感染が最も多いのですが、壊死性肺炎、壊死性筋膜炎、重症骨髄炎などの重症侵襲性感染症もみられます。死亡率の高い敗血症もまた報告されています。<u>病院感染型MRSAはバンコマイシンやダプトマイシン（キュビシン®）などの抗MRSA薬以外には感受性を示さないのですが、市中感染型MRSAはミノサイクリンやニューキノロンなどにも感受性を示すことが知られています。</u>

丹毒

　「丹毒」は「癤と癰」に比較して、覚えやすい漢字です。二文字合わせて、画数が12です。「癤」は20、「癰」は23もありました。丹毒は真皮のA群溶血性連鎖球菌感染症です。まれに、黄色ブドウ球菌による丹毒もあ

り、これをわざわざ「ブドウ球菌性丹毒」といいます。初期治療が不十分であったり、リンパ浮腫があると再発しやすいので十分な治療が必要です。治療ではA群溶血性連鎖球菌をターゲットとするのですが、黄色ブドウ球菌も想定して抗菌薬を選択するのが一般的です。そのため、セファクロル（ケフラール®）内服を7日投与します。重症では第一世代セフェム系のセファゾリン（セファメジン®）注を用います。

> **Point**
> 丹毒の治療ではセファクロル（ケフラール®）内服を7日投与する。

蜂窩織炎

　蜂窩織炎の患者をみたことのある方はおわかりになると思いますが、曖昧に発症し、曖昧な症状を呈し、曖昧な輪郭の発赤のことがあります。何となく下腿が熱く、よく見ると赤っぽい感じがする程度のことを多く経験します。そして、足指の間をよく見てみると水虫があることが多いのです。
　蜂窩織炎は黄色ブドウ球菌による皮膚感染症であり、小さな外傷から菌が侵入し、真皮深層から皮下脂肪織に感染が拡大したものです。典型的なのが既に述べたように、足白癬の人の皮膚病変から黄色ブドウ球菌が侵入し、蜂窩織炎になるというものです。四肢に好発し、境界が不明瞭で、水疱を作ることなく、ゆっくり進行するのです。これは丹毒が顔面や頭部にみられ、周囲が明瞭で、急速に進行し、水疱を形成するのと大きく異なるところです。ただし、蜂窩織炎か丹毒かの鑑別に困ることもあります。また、下肢での蜂窩織炎は深部静脈血栓症と誤診しないようにします。そのため、超音波エコーにて血栓の有無を調べなければならないことがあります。

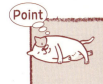

> **Point**
> 蜂窩織炎は境界不明瞭でゆっくり進行する四肢に好発する皮膚感染症である。下腿では深部静脈血栓症を鑑別疾患に含める。

　蜂窩織炎の治療は黄色ブドウ球菌を想定しますが、A群溶血性連鎖球菌の可能性も考えておきます。軽症であればセファクロル（ケフラール®）内服を7日投与します。重症ならばセファゾリン（セファメジン®）注にて治療します。これらの治療によっても改善傾向がみられなければ、MRSAを疑ってダプトマイシン（キュビシン®）注もしくはバンコマイシン（バンコマイシン®）注を考慮します。ここで大切なことは、全身状態が急速に悪化し、激痛がみられたら、壊死性筋膜炎も鑑別にいれなければならないことです。この場合は外科に相談し、早期からデブリドマンを行います。

> **Point**
> 蜂窩織炎ではセファゾリン（セファメジン®）注にて治療する。軽症であればセファクロル（ケフラール®）内服を7日投与する。

とびひ（伝染性膿痂疹）

　子どもの頃、夏休みに親戚の家に行ったら、いとこが「とびひ」になっていました。とても痒いようで発疹の部分をポリポリ掻いていたのを覚えています。「とびひ」の正式な医学用語は「伝染性膿痂疹」です。伝染性膿痂疹は小児に多くみられる疾患であり、夏期に好発します。原因菌は黄色ブドウ球菌がほとんどですが、A群溶血性連鎖球菌のこともあります。前

者では水疱性膿痂疹、後者は痂疲性膿痂疹を呈しますが、水疱性膿痂疹がみられることがほとんどです。

水疱性膿痂疹は皮膚が少し赤くなり、ついで水疱となります。水疱は容易に破れて糜爛となります。患者は鼻腔や指爪の下に黄色ブドウ球菌を保菌していることが多く、手指を介して他の部位に感染が拡大します。伝染性膿痂疹にはシャワー浴が効果的です。この場合、普通の石鹸で十分であり、抗菌石鹸である必要はありません。

抗菌薬としては、セファレキシン（ケフレックス®）内服またはセファクロル（ケフラール®）内服を5日行います。セフェム系アレルギーがあれば、小児ではホスホマイシン（ホスミシン®）内服、成人にはミノサイクリン（ミノマイシン®）内服を用います。

> **Point**
>
> **伝染性膿痂疹の治療にはセファレキシン（ケフレックス®）内服またはセファクロル（ケフラール®）内服を5日行う。**

原因菌がMSSAであれば、これらの治療によって改善しますが、MRSAの場合には治癒できません。黄色ブドウ球菌がMSSAなのかMRSAなのかを発疹から鑑別することは困難なので、セファレキシン（ケフレックス®）内服またはセファクロル（ケフラール®）内服を3〜4日行っても、治癒しなければMRSAを疑います。この場合は市中感染型MRSAを想定し、また、患者が小児であることを考慮して、ホスホマイシン（ホスミシン®）内服を用います。成人ならば、ミノサイクリン（ミノマイシン®）内服を投与します。黄色ブドウ球菌の場合は、「ブドウ球菌性熱傷様皮膚症候群」の発症に気をつける必要があります。

> **Point**
> 伝染性膿痂疹の原因菌としてMRSAが疑われる場合にはホスホマイシン（ホスミシン®）内服を用いる。

フォー・エス（ブドウ球菌性熱傷様皮膚症候群）

　「ブドウ球菌性熱傷様皮膚症候群」は「ぶどうきゅうきんせいねっしょうようひふしょうこうぐん」という26文字の発音をしなければなりません。多忙な臨床現場でこのような悠長な病名を名乗っているわけにはいかないので、「フォー・エス（SSSS）」と呼ばれています。

　「SSSS」は「Staphylococcal Scalded Skin Syndrome」の略です。これは黄色ブドウ球菌による伝染性膿痂疹の重症型であり、0～3歳までの幼児に多くみられます。黄色ブドウ球菌が産生する毒素の直接作用またはアレルギー反応が原因といわれています。顔面、頸部、腋窩、鼠径部などの皮膚が強く発赤し、触れると痛く、擦過にて皮膚が剝けたり、水疱になります。これをニコルスキー現象といいます。入院して強力な治療を行う必要があり、皮疹が乾燥するまでセファゾリン（セファメジン®）注を投与します。抗菌薬投与前には皮膚、咽頭、眼脂などの培養を必ず行って感受性を確認する必要があります。MRSAによるフォー・エスが増加しているからです。MRSAの場合にはバンコマイシン注を投与します。

> **Point**
> フォー・エス（SSSS）ではセファゾリン（セファメジン®）注を投与する。

人食いバクテリア

　私が経験した症例です。普段は仕事をしている40歳代の男性が突然、発熱と左上肢の厳しい疼痛にて受診し、意識障害と血圧低下となり、アッという間に死亡しました。アッという間というのは入院から死亡まで24時間以内ということです。死亡後に判明した入院時の血液培養でA群溶血性連鎖球菌が検出され、剖検にて左上肢の皮下組織から筋膜そして筋肉の広範壊死がみられました。「劇症型A群溶血性連鎖球菌感染症」だったのです。生前に聴取された現病歴では発症数日前にマッサージを受け、それが強いマッサージだったという記載がありました。このマッサージのときにA群溶血性連鎖球菌が体内に侵入したか否かは明らかではないのですが、A群溶血性連鎖球菌は黄色ブドウ球菌と異なり、傷がなくても体内に侵入できるので十分に関連していると思います。

　別の症例です。60歳代の男性で、アルコール性肝硬変と間質性肺炎にて当院に通院している患者が浜名湖で自分で釣った魚を刺身にして食べました。数日後に発熱と下肢の水疱がみられたので当院に受診したのです。血液培養にてビブリオ・バルニフィカスが検出されましたが、ミノサイクリン（ミノマイシン®）注とセフタジジム（モダシン®）注にて全身状態は改善し、血圧も安定しました。しかし、その後、間質性肺炎が増悪し、数週間後に死亡されました。ビブリオ・バルニフィカス感染症については治療できたのですが、基礎疾患の増悪があり、最終的には死亡したのです。

　2005年、大型ハリケーンのカトリーナが米国南東部を襲ったとき、ニューオリンズが海水に水没し、多くの人々が海水のなかを歩いていました。そのときに、肝臓疾患のある人にビブリオ・バルニフィカス感染症が何人も発生し、死亡しているのです。

　「劇症型A群溶血性連鎖球菌感染症」および「ビブリオ・バルニフィカス感染症」は重篤な感染症であり、必ず入院治療が必要です。A群溶血性連鎖球菌やビブリオ・バルニフィカスを俗に"人食いバクテリア"といいますが、前者は何ら基礎疾患のない人、後者は特に肝障害のある人に重篤な

感染症を発症させることがあるのです。肝臓の悪い人は海水に気を付けなければならないし、刺身などの生の海産物も避けたほうがよいでしょう。

Point
A群溶血性連鎖球菌やビブリオ・バルニフィカスを俗に"人食いバクテリア"という。

　これらの治療ですが、劇症型A群溶血性連鎖球菌感染症ではアンピシリン（ビクシリン®）注とクリンダマイシン（ダラシン®）注を併用します。クリンダマイシンは抗菌作用というよりも、毒素の産生抑制を目的としますので、必ず併用しなければなりません。また、ショック症状のある患者では免疫グロブリンの投与も必要です。ここで大切なことは迅速なデブリドマンです。外科に必ずコンサルトし、徹底的なデブリドマンを行います。

Point
劇症型A群溶血性連鎖球菌感染症の治療は「アンピシリン（ビクシリン®）注＋クリンダマイシン（ダラシン®）注」である。そして、デブリドマンを迅速に行う。

　このようなピンポイントな抗菌治療は原因菌がA群溶血性連鎖球菌であることが判明してから実施できるのですが、患者の受診当初は原因菌については不明です。しかし、適切な治療をしないと極めて予後不良なことから、複数菌感染の可能性を考えてカルバペネム系またはピペラシリン・タゾバクタム（ゾシン®）注を投与し、そこにクリンダマイシン注を併用することになります。

ビブリオ・バルニフィカス感染症でも同様に受診直後は原因菌は不明なので、カルバペネム系とクリンダマイシンの併用を行います。もし、壊死組織があればやはりデブリドマンを行います。原因菌がビブリオ・バルニフィカスであることが判明すれば、セフタジジム（モダシン®）注とミノサイクリン（ミノマイシン®）注の併用を行います。

> **Point**
> ビブリオ・バルニフィカス感染症の治療は「セフタジジム（モダシン®）注＋ミノサイクリン（ミノマイシン®）注」である。壊死組織があればデブリドマンを行う。

　壊死性筋膜炎はA群溶血性連鎖球菌やビブリオ・バルニフィカス以外に、G群溶血性連鎖球菌、黄色ブドウ球菌、エアロモナスなども原因菌になることがあります。また、複数の細菌が壊死性筋膜炎の原因となる場合もあります。壊死性筋膜炎の治療当初は原因菌が不明であり、かつ、患者は重篤なので、既に述べたように、カルバペネム系またはピペラシリン・タゾバクタム（ゾシン®）を投与し、そこにクリンダマイシンを併用することになります。ここで大切なのは、感染巣のグラム染色を行うことです。原因菌を同定したらデ・エスカレーションできるからです。

中毒性ショック症候群

　1980年、米国において、月経時に使用する高吸収タンポンによる中毒性ショック症候群が多数報告され、原因となったタンポンがその後製造中止となったことがあります。中毒性ショック症候群はTSS（Toxic shock syndrome）と呼ぶことが多いのですが、急に血圧が低下したり、発疹が増悪したり、発熱がみられたりします。そして、重篤な多臓器不全をきたす

こともあります。これは黄色ブドウ球菌が産生するTSST-1（Toxic shock syndrome toxin 1）などにより引き起こされる疾患です。

Point 黄色ブドウ球菌によって中毒性ショック症候群が発症することがある。

　この場合、血圧低下がみられれば大量補液（1日10～20リットル）を行います。補液のみで血圧が上昇しますが、一般的にはドーパミンやノルエピネフリンを用いることが多いと思います。タンポンや避妊用スポンジなどの異物が挿入されていればそれを除去します。もし、感染巣があればドレナージします。培養もMSSAかMRSAかの判断のために必須です。

Point 中毒性ショック症候群ではタンポンなどの異物の存在を確認する。

　抗菌薬についてです。中毒性ショック症候群ではクリンダマイシン（ダラシン®）注を用います。毒素合成を抑制するからです。原因菌が判明するまではMRSAの可能性も考えて、「バンコマイシン注＋クリンダマイシン注」としますが、MSSAであることが判明したら、バンコマイシンをセファゾリン（セファメジン®）注に変更します。もちろん、クリンダマイシンの併用は継続します。MRSAならば「バンコマイシン注＋クリンダマイシン注」を継続します。中毒性ショック症候群ではリネゾリド（ザイボックス®）注の単独投与も有効です。リネゾリドもまたクリンダマイシンのように毒素の産生を抑制するからです。このような治療を1～2週間続けます。

Point 中毒性ショック症候群では最初は「バンコマイシン（バンコマイシン®）注＋クリンダマイシン（ダラシン®）注」を投与する。MSSAが原因菌であることが判明したら、「セファゾリン（セファメジン®）注＋クリンダマイシン（ダラシン®）注」に切り替える。

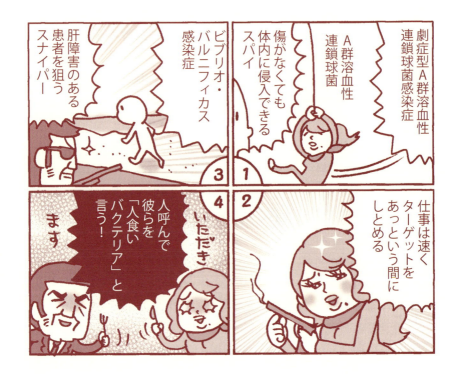

10. 熱傷

熱傷への安易な抗菌薬投与は耐性菌を出現させる

　熱傷の皮膚病変をみると、そこから病原体が侵入するのではないかと思えて、抗菌薬を投与したくなります。しかし、予防的投与は、気道熱傷・小児熱傷・広範囲の熱傷を含め、原則的には行いません。熱傷への安易な抗菌薬は必ず耐性菌を出現させるからです。また、焼け焦げた組織に抗菌薬が到達できるのかという問題もあります。

Point
熱傷では抗菌薬の予防投与は原則的には実施しない。

　熱傷創面から分離される細菌は、受傷後の時間とともに変化します。第1週目はグラム陽性球菌（表皮ブドウ球菌、黄色ブドウ球菌、腸球菌など）がみられ、第2～3週になると、グラム陰性桿菌（緑膿菌、エンテロバクター属、クレブシェラ属、アシネトバクター属など）や真菌が検出されるようになります。

Point
熱傷創面から分離される細菌は受傷後の時間とともに変化する。

敗血症に至るような原因菌としては、緑膿菌、MRSA、大腸菌などが多いので、これらの病原体への対応を十分に行います。MRSAについては、創面から培養されたのみではバンコマイシン注による治療は開始しません。しかし、敗血症や肺炎などを合併した場合にはグラム陽性球菌が確認された時点でバンコマイシン注を開始する必要があります。熱傷の場合、抗菌薬の半減期が短縮しているので、投与間隔に配慮が必要です。創面からカンジダ属が培養されることはありますが、侵入することはまれです。しかし、血液培養で酵母様真菌が検出された場合は抗真菌薬を投与します。

褥瘡・糖尿病性壊疽

　ケアセンターや在宅の高齢患者でときどきみられる褥瘡はなかなか治ら

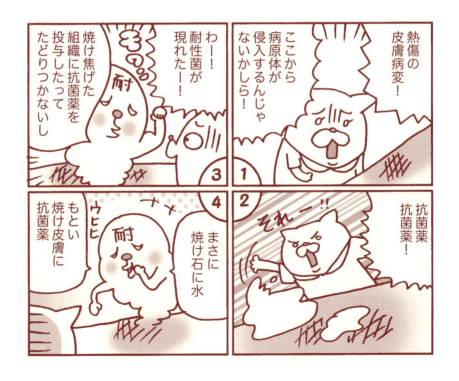

ないので困ることが多いと思います。褥瘡の創面には細菌が付着していますが、最も重要なことは洗浄であり、抗菌薬の外用は推奨されません。洗浄には水道水の使用は可能ですが、病院においては蛇口から治療現場までの水道水の運搬用の容器を入手するのに困るので、実際には生理的食塩水にて洗浄しています。したがって、在宅では水道水にて洗浄しても構いません。

> **Point**
> 褥瘡の皮膚創面への抗菌薬の塗布を行わない。洗浄が大切である。

　褥瘡で問題になるのは、細菌が深部に侵入して蜂窩織炎や膿瘍を形成したり、骨髄炎や敗血症になることです。このようなときは周囲の発赤・熱感・悪臭・発熱・腫脹・疼痛などの臨床症状が参考になります。膿瘍を形成している場合に最初にやるべきことは切開排膿です。その後、抗菌薬の全身投与が必要になります。

　褥瘡では循環障害が原因なので、熱傷などに比べて深在性の感染症となり、連鎖球菌、黄色ブドウ球菌（MRSAを含む）、大腸菌、緑膿菌、クレブシェラ属、嫌気性菌（バクテロイデス属、ペプトストレプトコッカス属）などが原因菌になります。そのため、抗菌薬を選択する場合にはセファゾリン（セファメジン®）注またはアンピシリン・スルバクタム（ユナシン®-S）注を用いますが、重症ではカルバペネム系を投与します。

> **Point**
> 褥瘡において抗菌薬が必要ならば、セファゾリン（セファメジン®）注またはアンピシリン・スルバクタム（ユナシン®-S）注、重症ではカルバペネム系を投与する。

咬傷

　小学校の1年生のとき、朝の登校時に近所の家が飼っている犬に追いかけられたことがあります。犬は私にじゃれていたのでしょうが、私は必死で逃げていました。家の中から飼い主が出てきて、犬を捕まえて、「大丈夫？」と言ってくれました。昔は飼い犬は鎖でつながれていなかったので、犬にとって自由だった時代の話です。このとき、犬に咬まれるのではないかという恐怖でいっぱいでした。今も心の傷として残っています。

　当時を思い出しながら咬傷の話をしたいと思います。動物の咬傷での主な病原体は動物の口腔とヒトの皮膚の細菌叢であり、複数菌感染となります。頻度の高い病原体を頻度順に列挙すると、パスツレラ属、黄色ブドウ球菌、連鎖球菌、嫌気性菌です。脾臓のない人や肝疾患の人では咬傷後にキャプノサイトファーガ・カニモーサス（イヌやネコなどの口腔内に常在している細菌）の重症敗血症となることがあります。

> **Point**
> 動物による咬傷では、動物の口腔にいる細菌とヒトの皮膚にいる細菌による複数菌感染となる可能性がある。

したがって、これらの病原体を網羅するためにはアモキシシリン・クラブラン酸（オーグメンチン®）内服またはアンピシリン・スルバクタム（ユナシン®-S）注が推奨されます。ペニシリンアレルギーでは「ニューキノロン〔レボフロキサシン（クラビット®）内服など〕＋クリンダマイシン（ダラシン®）内服」もしくはカルバペネム系を用います。咬傷においては破傷風への対応も同時に行います。ネコに引っかかれた場合にはネコ引っかき病を考慮してミノサイクリン（ミノマイシン®）内服を投与します。

咬傷ではアモキシシリン・クラブラン酸（オーグメンチン®）内服またはアンピシリン・スルバクタム（ユナシン®-S）注による治療を行う。

サルに咬まれたときには、ヒトの単純ヘルペスウイルスと同じアルファヘルペスウイルスであるBウイルスに感染し、70％を超える致死的な脳脊髄炎を発症する危険性があるので、アシクロビル（ゾビラックス®）内服もしくはバラシクロビル（バルトレックス®）内服を追加しておきます。

サルによる咬傷ではアシクロビル（ゾビラックス®）内服やバラシクロビル（バルトレックス®）内服を追加する。

11. 性感染症

昔のような悲惨な経過ではないが…

梅毒

　梅毒は過去に多くの人々に感染し、著名人も多数感染しました。たとえば、音楽家のロベルト・シューマンやフランツ・シューベルト、劇作家のギ・ド・モーパッサンなどです。現在はペニシリン系などの抗菌薬が開発されており、昔のような悲惨な経過をたどることはなくなったのですが、現在もなお多くの人々が感染しています。

　ときどき、外部の病院からの相談で「当院のスタッフが梅毒陽性の患者の血液での針刺しをしてしまった。どうしたらよいか？」との相談をいただくことがあります。針刺ししたご本人は梅毒に罹患したらどうしようなどと大変心配されていると思います。このようなときに梅毒の検査結果をお聞きすると、ほとんどの場合、患者の治療が完了していて、現在は治癒しているような状況なのです。もともと、針刺しにて梅毒に罹患することはまずありませんが、治癒している患者での針刺しなので、絶対に罹患することはありません。まず、梅毒検査についてお話をしたいと思います。

　一般臨床で常用されている梅毒血清検査はトレポネーマ・パリダム（Tp：*Treponema pallidum*）の脂質分泌物に対する抗体またはTpの膜抗原に対する抗体を検出しています。前者の脂質抗原法（STS：serological test for syphilis）は抗体価が感染により上昇し、治療後は低下します。そのため、これらを定量することによって、治療効果を判定できます。後者にはTPHA（*Treponema pallidum* hemagglutination test）とFTA-ABS（fluorescent treponemal antibody absorption）がありますが、これらは梅毒の活動性や治

療効果には相関せず、一度陽性となると生涯陰性化することはありません。

STS	TPHA/FTA-ABS	解釈
(−)	(−)	ほとんどが非梅毒である。まれに感染初期のことがある。
(−)	(+)	治療の既往である。
(+)	(+)	活動性梅毒である。治療後ならば、定量を行う。
(+)	(−)	生物学的偽陽性である。まれに、感染初期である。

　梅毒の治療については、淋菌のような耐性獲得もないことから、現在も第一選択薬はペニシリン系です。治療期間は感染してからの月数によって異なっており、第1期（感染から3ヵ月まで）は2〜4週間、第2期（感染後3ヵ月から3年）は4〜8週間、第3期（感染後3年から10年）および第

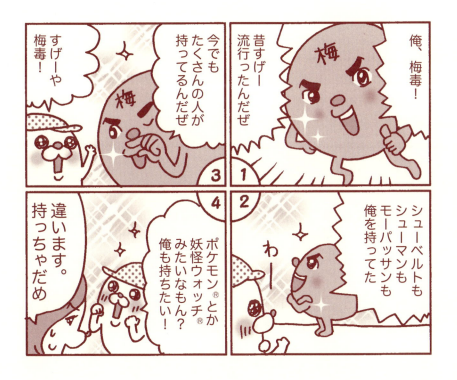

4期（感染後10年以降）は8～12週間です。第1期と第2期を早期梅毒、第3期と第4期を晩期梅毒といいます。

梅毒のステージ	治療期間
第1期（感染から3ヵ月まで）	2～4週間
第2期（感染後3ヵ月から3年）	4～8週間
第3期（感染後3年から10年）	8～12週間
第4期（感染後10年以降）	8～12週間

具体的に用いる抗菌薬はアモキシシリン（サワシリン®）内服ですが、ペニシリンアレルギーの人にはミノサイクリン（ミノマイシン®）内服を用います。妊婦でペニシリン系アレルギーの場合にはスピラマイシン（アセチルスピラマイシン錠®）内服で治療します。STSで8倍以下になることをもって治癒とします。

> **Point**
> 梅毒の治療薬はアモキシシリン（サワシリン®）内服で行う。治療期間はステージによって異なる。

淋菌感染症とクラミジア感染症

淋菌感染症と性器クラミジア感染症についての解説には苦労します。異なる微生物であるにもかかわらず、同じ解剖学的部位に感染症を呈します。症状は似ていることもあるし、異なっていることもあります。また、同時感染することもあるので、検査や治療も混乱してきます。病原体別（淋菌とクラミジア）に解説すればよいのか、感染症別（尿道炎、子宮頸管炎、精巣上体炎、骨盤内炎症性疾患）に解説したらよいのか、判断に悩むので

す。ここでは病原体別にお話ししたいと思います。

> **Point**
> 淋菌もクラミジアも尿道炎、子宮頸管炎、精巣上体炎、骨盤内炎症性疾患などを呈する。同時感染することもある。

［淋菌感染症］
● 性器の淋菌感染症 ●

　淋菌は男性では淋菌性尿道炎、女性は子宮頸管炎を呈します。淋菌性尿道炎の潜伏期間は2〜7日であり、尿道から膿性の分泌物が出現し、排尿時痛がみられるようになります。ただし、まれに無症状のこともあります。女性の淋菌性尿道炎は症状が軽いので気づかれないことがあります。その結果、炎症が上行性に波及し、クラミジア感染症とともに、骨盤炎症性疾患、卵管不妊症、子宮外妊娠、慢性骨盤痛の主要な原因となっています。

> **Point**
> 淋菌性尿道炎は男性では尿道からの膿性分泌物と排尿時痛があるが、女性では症状が軽いため、気づかずに経過し、骨盤炎症性疾患や卵管不妊症などの原因となることがある。

　淋菌は抗菌薬に対しては抵抗性を増している細菌であるにもかかわらず、粘膜から離れると数時間で感染性を失う細菌でもあります。そのため、性行為以外で感染することは極めてまれです。日光や乾燥にも弱いので、環境表面を介して伝播することはありません。消毒薬でも簡単に死滅します。

> **Point** 淋菌は性行為以外の伝播経路はない。

　淋菌は薬剤耐性を獲得しやすい細菌であり、既にペニシリン系は耐性化が進んでおり使用できません。テトラサイクリン系やニューキノロンも耐性株は80％を越えています。有効な薬剤であった第3世代経口セフェムについても耐性株が増加しています。現在、最も治療効果の良好な薬剤はセフトリアキソン（ロセフィン®）注ですが、治療後には7日以上の休薬期間をおいた後、淋菌陰性化の確認のために淋菌検査を行う必要があります。淋菌は感染によって免疫がつくということはなく、何度でも再感染します。クラミジアの合併が否定できなければアジスロマイシン（ジスロマック®）内服を併用します。

尿道炎

　尿道炎の患者をみたら、単に尿道炎と思うのではなく、淋菌性、クラミジア性、非クラミジア性非淋菌性の3つを鑑別する必要があります。ここで有用なのが、グラム染色です。尿道分泌物の塗抹標本の白血球に貪食されたグラム陰性双球菌が認められれば淋菌感染症が確定できます。白血球は認められるものの、淋菌が検出されなければ、非淋菌性尿道炎ということになります。すなわち、クラミジア性尿道炎または非クラミジア性非淋菌性尿道炎です。

　ただし、淋菌とクラミジアの同時感染もありますので、淋菌性尿道炎と診断したからといって、クラミジア性尿道炎が否定されることはありません。鏡検ができなければ初尿を用いた核酸増幅法による検査をします。この場合は淋菌とクラミジアを同時に検査します。

> **Point**
> 淋菌性尿道炎の治療はセフトリアキソン（ロセフィン®）注で行うが、クラミジアの合併が否定できないときにはアジスロマイシン（ジスロマック®）内服を併用する。

● 咽頭の淋菌感染症 ●

　最近は、オーラルセックスがごく普通の性行為として定着し、その結果、淋菌やクラミジアの咽頭感染の患者が増えています。これらは無症状のことが多いため、治療されることがなく、性的パートナーへの感染源となっています。

　淋菌の咽頭感染の多くは無症状ですが、咽頭の滲出液や頸部リンパ節炎がみられることがあります。治療に関して、淋菌の咽頭感染は尿道や直腸での感染に比較して治癒が難しいことが知られています。実際、抗菌薬による治癒率は尿道および直腸感染では98～95%であるのに比較して、咽頭感染では79%であったという報告があります。咽頭感染での治癒率が低いことについては、3つの仮説（「咽頭から分離される淋菌は抗菌薬への感受性が生来低い」「咽頭の粘膜表面では抗菌薬は効率的には機能しない」「咽頭の粘膜表面の防御能は他部位の粘膜表面よりも弱い」）があります。淋菌の咽頭感染もセフトリアキソン注の単回投与で治療しますが、治療の後には、治癒したかどうかの検査が必要です。

> **Point**
> 淋菌の咽頭感染は無症状のことが多く、治癒が比較的困難である。セフトリアキソン（ロセフィン®）注の単回投与で治療する。

[クラミジア感染症]

●性器のクラミジア感染症●

性器クラミジア感染症はクラミジア・トラコマティスが性行為によって感染し、男性では尿道炎と精巣上体炎、女性では子宮頸管炎と骨盤内炎症性疾患を呈します。特に、女性がクラミジアに感染すると無症状のままで卵管障害や腹腔内癒着となり、卵管妊娠や卵管性不妊症になることがあります。また、分娩時にクラミジア感染があれば、産道感染によって新生児に結膜炎や肺炎を発症させる危険性があります。子宮頸管炎では膣分泌物や子宮頸管スワブを用いた核酸増幅法にて淋菌とクラミジアの同時検査をします。

治療については、クラミジアは淋菌と異なり耐性の問題はありません。治療薬としてはニューキノロン、テトラサイクリン系、マクロライド系がありますが、妊婦に投与できるのはマクロライド系のみです。かつてはニューキノロンやマクロライド系の2週間投与が推奨されていましたが、コンプライアンスが不十分であることから、クラミジア性尿道炎や子宮頸管炎にはアジスロマイシン（ジスロマック®）内服1,000mgの単回投与を用います。クラミジア性精巣上体炎および骨盤内炎症性疾患も軽症であれば、アジスロマイシン（ジスロマック®）内服1,000mgの単回投与にて治療できますが、重症の場合にはミノサイクリン（ミノマイシン®）注を5日投与します。症状が改善し、解熱してきたら、ミノサイクリンの内服に切り替え、合計14日の治療とします。

確実な服薬が行われて、パートナーの同時治療が成功すれば再発はありませんが、服薬が不十分であると推測されるならば、治療後3〜4週間後にクラミジアの再検査を行います。

> **Point**
> クラミジア性尿道炎や子宮頸管炎にはアジスロマイシン（ジスロマック®）内服1,000mgの単回投与を行う。

> **Point**
> クラミジア性精巣上体炎およびクラミジア性骨盤内炎症性疾患は軽症であれば、アジスロマイシン（ジスロマック®）内服1,000mgの単回投与を行う。重症ではミノサイクリン（ミノマイシン®）注を5日投与し、症状が改善し、解熱してきたら、内服に切り替え、合計14日間の治療とする。

● 咽頭のクラミジア感染症 ●

　淋菌と同様に、クラミジアの咽頭感染の患者も増えています。慢性扁桃炎や咽頭炎のうちセフェム系による治療に反応しないものの約3分の1がクラミジアであるといわれています。実際、性器クラミジア感染者の10〜20%が咽頭も陽性です。しかし、感染症としての症状はほとんどなく、症状はあっても咽喉頭の違和感や軽い乾性咳程度であり、発熱はみられません。その結果、適切な治療がされないため、咽頭に保菌されつづけ、性的パートナーへの感染源となっているのです。

　治療にはマクロライド系が推奨され、アジスロマイシン（ジスロマック®）内服1,000mgの単回投与を行います。ただし、クラミジアの咽頭感染もまた、淋菌と同様に、性器感染症に比較して、治療が困難なことがあります。クラミジアの咽頭感染は増加傾向にあるので、咽頭症状がなくても、性器

感染症を認めるような症例では、積極的に咽頭検査を行い、必要に応じて、適切な治療を行うことが大切です。

[非クラミジア性非淋菌性尿道炎]

　非クラミジア性非淋菌性尿道炎はクラミジア性尿道炎と臨床症状には差はみられませんが、クラミジア・トラコマティスに抗菌活性のある抗菌薬が大多数の症例に有効であるところから、クラミジア・トラコマティスと同様の病原性と薬剤感受性を有し、通常の培養法では検出されない病原体による疾患であると考えられています。現在、ウレアプラズマやマイコプラズマなど多種類の病原体が原因菌として推測されています。潜伏期は1〜5週間であり、比較的ゆっくり発症します。アジスロマイシン（ジスロマック®）内服の単回投与が推奨されます。

> **非クラミジア性非淋菌性尿道炎にはアジスロマイシン（ジスロマック®）内服1,000mgの単回投与を行う。**

12. 手術部位感染

予防投与と治療投与を区別する

　手術部位感染においては、抗菌薬の予防投与と治療投与を区別することは大切です。これを混同してしまうと何のために抗菌薬を投与しているのか判らなくなってしまいます。予防投与は組織を無菌的にするためのものではなく、手術「中」の汚染による微生物の量を宿主の防御機能がコントロールできるレベルまで低下させることを目的としています。決して、手術「後」の汚染による手術部位感染を防止するためのものではありません。そのため、皮膚切開時に抗菌薬が血液中および組織内において殺菌濃度に達するよう、タイミングを見計らって投与するのです。そして、抗菌薬の治療濃度を、手術中および切開部の閉鎖後数時間は維持します。それ故、手術部位感染の予防のための抗菌薬の投与期間は「手術直前のみ」で十分のことが多く、長時間の手術であれば「手術直前＋手術中」または「手術直前＋手術中＋手術後1回」ということになるのです。

> **Point**
> 手術部位感染の予防のための抗菌薬の投与期間はほとんどの手術で「手術直前のみ」で十分である。

　一方、治療投与については、すでに病原体が創部に多数存在しているので、抗菌薬の投与期間は長くなります。特に、異物が存在していると治療

は困難となります。手術部位の細菌汚染では細菌数が組織1グラムあたり10^5個以上になると手術部位感染が引き起こされる危険性が著しく増加します。そして、その部位に異物が存在すると、感染を起こすのに必要な細菌数は著しく少なくなります。実際、絹糸が存在すると組織1グラムあたり100個の黄色ブドウ球菌で感染が引き起こされることが知られています。

体内に異物が存在すると感染に脆弱になる。

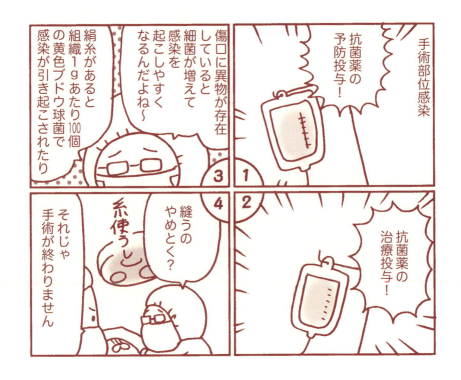

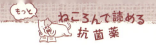

手術における抗菌薬の予防投与

> **手術において抗菌薬を予防投与する場合の基本**
> - 抗菌薬は切開の開始前1時間以内に投与する。バンコマイシンとキノロン系は2時間以内に投与する
> - 多くの手術においては術前の単回投与でよい
> - 投与期間は24時間を超えない
> - 予防抗菌薬の半減期の2倍以上の時間を要する手術では術中に追加投与する。セファゾリン（セファメジン®）の半減期は1.9時間、セフメタゾール（セフメタゾン®）は1.2時間である。
> - 予防投与にはクロストリジウム腸炎などの危険を伴うことを覚悟する

既に述べたように、予防的抗菌薬は感染症の治療のために投与されるものではありません。感染症の治療の場合には感染臓器を同定し、原因菌を推定し、そして、原因菌にターゲットを合わせた抗菌薬を選択します。しかし、予防投与では感染症はないので、原因菌は存在しません。抗菌薬のターゲットは手術切開する部位の常在菌なのです。

Point　手術における予防的抗菌薬のターゲットは手術切開する部位の常在菌である。

したがって、投与する抗菌薬も手術する場所によって決まってきます。ほとんどの手術ではセファゾリン（セファメジン®）注が適切です。βラクタム系にアレルギーがある場合にはセファゾリンの替わりにクリンダマイシン（ダラシン®）注もしくはバンコマイシン注を用います。しかし、下部消化管や生殖管の手術では嫌気性菌であるバクテロイデス・フラジリスが常在菌として加わってきますので、それにも効果のあるセフメタゾール（セ

12. 手術部位感染

フメタゾン®）注が用いられます。

Point
ほとんどの手術において予防抗菌薬はセファゾリン（セファメジン®）注を用いる。下部消化管や生殖管の手術ではセフメタゾール（セフメタゾン®）注を用いる。

Point
βラクタム系にアレルギーがある場合にはセファゾリンの替わりにクリンダマイシン（ダラシン®）注もしくはバンコマイシン注を用いる。

　外傷などで手術創が既に汚染している可能性があるならばグラム陰性桿菌にも抗菌力を拡大しなければならないので、ニューキノロンもしくはアミノグリコシド系を加える必要があります。MRSAの鼻腔保菌にムピロシンを塗布することについては議論がありますが、基本的には塗布しないのがよろしいと思います。

手術部位感染の診断

　手術部位感染の発生時期を知っていることは大切です。一般に、術後少なくとも5日は臨床症状を呈しません。多くは2週間まで手術部位感染が明らかにはなりません。実際、術後48時間以内に発生することはほとんどないのです。したがって、術後48時間以内の発熱は非感染の原因不明なものと考えてください。48時間以降の発熱であれば、手術部位感染の可能性が出てきます。ただし、まれに48時間以内に感染を呈することがあります。

その場合の原因菌は判っており、A群溶血性連鎖球菌またはクロストリジウム属です。グラム染色にて判断できます。

　手術後に発熱がみられた場合、その原因として下記のFive Ws（5つのW）を考えます。そして、必要に応じて、血液培養や尿培養、創部培養やCTなどの検査を実施します。

Five Ws（5つのW）

Wind：無気肺と肺炎

Water：尿路感染

Wound：創部感染

Walking：深部静脈血栓症

"Wonder" drug：薬物熱

心臓カテーテル検査・治療における抗菌薬の予防投与

　心臓カテーテル検査・治療の感染への脆弱性は中心静脈カテーテルと手術の中間に位置します。すなわち、中心静脈カテーテルより厳重に対応しますが、手術部位感染の予防ほどの厳しさの必要はありません。基本的には中心静脈カテーテルの挿入時と同様に、心臓カテーテル検査においては抗菌薬を日常的に予防投与する必要はありません。ただし、「人工物インプラントの患者」「免疫不全患者」「検査中に創部汚染の可能性がある患者」においては予防投与しても構いません。この場合の抗菌薬の選択ですが、皮膚の常在菌がターゲットとなるので、セファゾリン（セファメジン®）注が用いられます。βラクタム系アレルギーであれば、クリンダマイシン（ダラシン®）注もしくはバンコマイシン注が用いられます。投与期間は検査前1回で十分です。

Point 心臓カテーテル検査においては日常的に抗菌薬の予防投与をする必要はない。ただし、人工物インプラントの患者や免疫不全の患者ではセファゾリン（セファメジン®）注の予防投与を行ってもよい。

　このような抗菌薬の予防投与に加えて、十分な感染予防策が必要です。たとえば、1回目のカテーテルを大腿部に挿入した後すぐに2回目を同側の大腿部から挿入すると局所感染しやすいので、反対側から挿入します。これはカテーテル検査の後、6時間遅れて経皮的冠動脈形成術（PCI：percutaneous coronary intervention）を行う場合も同様であり、反対側からアクセスします。上腕動脈からの挿入では感染性合併症が10倍増加するので上腕動脈からのアクセスはしません。

Point 上腕動脈から心臓カテーテルを挿入しない。

　検査終了時に血管閉鎖デバイスを用いることがありますが、この場合には血管閉鎖デバイスによる止血での合併症は徒手による止血よりも重篤であることを認識しなければなりません。実際、動脈炎が血管閉鎖デバイスでの止血の0.5%で発生し、生命の危険性があるのです。また、糖尿病患者に血管閉鎖デバイスを用いるときには皮膚細菌叢への抗菌薬が必要です。もちろん、セファゾリン（セファメジン®）注を用います。さらに、血管閉鎖デバイスを用いるときには手袋を新しいものに交換し、さらにその部分

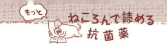

を再消毒することが大切です。処置中に血腫が発生すると感染する確率が増加するので、血腫を作らないようにします。

血管閉鎖デバイスを用いると感染の危険性が増大する。

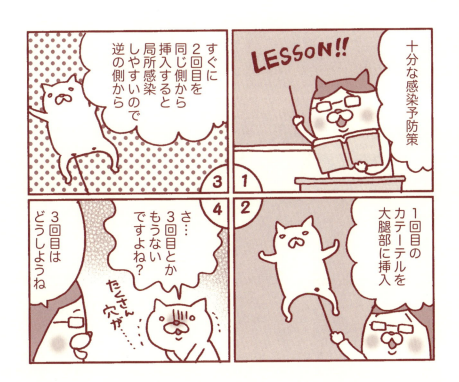

1. 十分な感染予防策 LESSON!!
2. 1回目のカテーテルを大腿部に挿入
3. すぐに2回目を同じ側から挿入すると局所感染しやすいので逆の側から
4. さ…3回目とかもうないですよね？ 3回目はどうしような たくさん穴が……

付録

各系統の抗菌薬 まとめ

〜「ねころんで読める抗菌薬」より

付録：各系統の抗菌薬（まとめ）

「ねころんで読める抗菌薬」より
くわしくは「ねころんで読める抗菌薬」へ

ペニシリン系

グラム陽性球菌、好気も嫌気も

ペニシリン系は4つに分類します。

ペニシリン系の分類

①古典的ペニシリン：ベンジルペニシリン（ペニシリンG）

②ペニシリナーゼ抵抗性ペニシリン：日本では使用できない

③広域ペニシリン：アンピシリン（ビクシリン®）、アモキシシリン（サワシリン®）

　＋βラクタマーゼ阻害薬：アンピシリン・スルバクタム（ユナシン®-S）、アモキシシリン・クラブラン酸（オーグメンチン®、クラバモックス®）

④緑膿菌に有効なペニシリン：ピペラシリン（ペントシリン®）

　＋βラクタマーゼ阻害薬：ピペラシリン・タゾバクタム（ゾシン®）

＊一般名（代表的な商品名）

古典的ペニシリン

薬剤例…ベンジルペニシリン（ペニシリンG）

広域ペニシリン

薬剤例…アンピシリン（ビクシリン®）、アモキシシリン（サワシリン®）

広域ペニシリン＋βラクタマーゼ阻害薬

薬剤例…アンピシリン・スルバクタム（ユナシン®-S）、
アモキシシリン・クラブラン酸（オーグメンチン®、クラバモックス®）

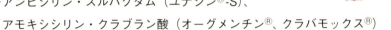

緑膿菌に有効なペニシリン

薬剤例…ピペラシリン（ペントシリン®）

緑膿菌に有効なペニシリン＋βラクタマーゼ阻害薬

薬剤例…ピペラシリン・タゾバクタム（ゾシン®）

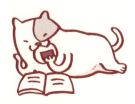

セフェム系

グラム陽性球菌にはじまり、グラム陰性桿菌に終わる

セフェム系の分類

第1世代：セファゾリン（セファメジン®）

第2世代：

　Ⓐインフルエンザ菌に活性のあるグループ

　　セフォチアム（パンスポリン®）

　Ⓑバクテロイデス属に活性のあるセファマイシン系

　　セフメタゾール（セフメタゾン®）、フロモキセフ（フルマリン®）

第3世代：

　Ⓐ緑膿菌への活性が乏しいグループ

　　セフォタキシム（セフォタックス®）、

　　セフトリアキソン（ロセフィン®）

　Ⓑ緑膿菌に活性のあるグループ

　　セフタジジム（モダシン®）、

　　セフォペラゾン・スルバクタム（スルペラゾン®）

第4世代：セフェピム（マキシピーム®）

Point 第1世代はグラム陽性球菌に強いが、世代とともにグラム陰性桿菌に強くなってゆく

第1世代セフェム

薬剤例…セファゾリン（セファメジン®）

第2世代セフェム

薬剤例…セフォチアム（パンスポリン®）、
セフメタゾール（セフメタゾン®）、フロモキセフ（フルマリン®）

第3世代セフェム

薬剤例…セフォタキシム（セフォタックス®）、
セフトリアキソン（ロセフィン®）、セフタジジム（モダシン®）、
セフォペラゾン・スルバクタム（スルペラゾン®）

第4世代セフェム

薬剤例…セフェピム（マキシピーム®）など

経口セフェム

薬剤例…セファレキシン（ケフレックス®）、
セファクロル（ケフラール®）、セフジニル（セフゾン®）など

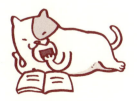

各系統の抗菌薬（まとめ）

カルバペネム系

カビや寄生虫でなければ何でもかんでも

薬剤例…イミペネム・シラスタチン（チエナム®）、メロペネム（メロペン®）、パニペネム・ベタミプロン（カルベニン®）、ドリペネム（フィニバックス®）

モノバクタム系

腎毒性のないアミノグリコシド

薬剤例…アズトレオナム（アザクタム®）

ペネム系

βラクタマーゼに安定な古典的ペニシリン

薬剤例…ファロペネム（ファロム®）。これは内服薬です。

アミノグリコシド系

通性嫌気性のグラム陰性桿菌が専門

薬剤例…ゲンタマイシン（ゲンタシン®）、アミカシン（アミカシン®）など

キノロン系

腎毒性のないアミノグリコシド

薬剤例…ナリジクス酸（ウイントマイロン®）、ノロフロキサシン（バクシダール®）、レボフロキサシン（クラビット®）、ガレノキサシン（ジェニナック®）

表1. キノロン系の分類

第1世代　グラム陰性桿菌（緑膿菌以外）に有効：
　　　　　ナリジクス酸（ウイントマイロン®）

第2世代　第1世代の抗菌スペクトル＋緑膿菌に有効：
　　　　　ノルフロキサシン（バクシダール®）、シプロフロキサシン（シプロキサン®）

第3世代　第2世代の抗菌スペクトル＋グラム陽性球菌に有効：
　　　　　レボフロキサシン（クラビット®）、スパルフロキサシン（スパラ®）、トスフロキサシン（オゼックス®）

第4世代　第3世代の抗菌スペクトル＋嫌気性菌に有効：
　　　　　ガレノキサシン（ジェニナック®）、モキシフロキサシン（アベロックス®）、シタフロキサシン（グレースビット®）

Point　キノロン系は世代とともに抗菌スペクトルが加算されてゆく

テトラサイクリン系

アウトローに効く！

薬剤例…ミノサイクリン（ミノマイシン®）、ドキシサイクリン（ビブラマイシン®）

マクロライド系

アウトローにも効く、変法好み

薬剤例…エリスロマイシン（エリスロシン®）、クラリスロマイシン（クラリシッド®）、アジスロマイシン（ジスロマック®）

リンコマイシン系

嫌気性菌にも有効なマクロライド系

薬剤例…クリンダマイシン（ダラシン®）

ホスホマイシン系

塩の多い不思議な薬

薬剤例…ホスホマイシン（ホスミシン®）

ポリペプチド系

グラム陽性であればなんでもかんでも

薬剤例…バンコマイシン（バンコマイシン®）、テイコプラニン（タゴシッド®）

環状ポリペプチド系

グラム陽性であれば何でもかんでも

薬剤例…ダプトマイシン（キュビシン®）

オキサゾリジノン系

グラム陽性であれば何でもかんでも

薬剤例…リネゾリド（ザイボックス®）

その他

薬剤例…リファンピシン、ST合剤、メトロニダゾール

文献

1) 吉田眞一ほか編．戸田新細菌学．改訂33版．南山堂，東京，2007，1055p．
2) JAID/JSC 感染症治療ガイド委員会編．JAID/JSC 感染症治療ガイド2014．ライフサイエンス社，東京，2014，352p．
3) 矢野邦夫．エビデンスに基づいた抗菌薬適正使用マニュアル．改訂2版．大阪，メディカ出版，2011，204p．
4) David N. G. et al. The Sanford guide to antimicrobial therapy 2013. 43rd edition. Antimicrobial therapy, Inc VA, USA, 2013, 236p.
5) 日本化学療法学会・日本感染症学会．MRSA感染症の治療ガイドライン2013．
   http://www.kansensho.or.jp/news/gakkai/pdf/guideline_mrsa.pdf
6) 高田忠敬編．急性胆管炎・胆嚢炎の診療ガイドライン2013．第2版．東京，医学図書出版，2013，195p．
7) 日本化学療法学会．抗菌薬適正使用生涯教育テキスト．日本化学療法学会，東京，2013，304p．
8) 日本神経感染症学会監．細菌性髄膜炎の診療ガイドライン2007．医学書院，東京，2007，103p．
9) 藤本卓司．感染症レジデントマニュアル．第2版．東京，医学書院，2013，496p．
10) 日本鼻科学会．急性鼻副鼻腔炎ガイドライン2010．
    https://www.jstage.jst.go.jp/article/jjrhi/49/2/49_2_143/_pdf
11) 日本耳科学会ほか．小児急性中耳炎診療ガイドライン2013年度版．東京，金原出版，2013，83p．
12) 日本呼吸器学会．医療・介護関連肺炎（NHCAP）診療ガイドライン．
    http://www.jrs.or.jp/home/uploads/photos/1050.pdf
13) 日本呼吸器学会．成人院内肺炎診療ガイドライン2008．www.nishiizu.gr.jp/intro/conference/.../conference-18_04.pdf
14) 日本呼吸器学会．成人市中肺炎診療ガイドライン2007．www.nishiizu.gr.jp/intro/conference/.../conference-18_04.pdf
15) 日本性感染症学会．性感染症診断・治療ガイドライン2011．日本性感染症学会誌．22(1)，2-163．
16) 日本循環器学会．感染性心内膜炎の予防と治療に関するガイドライン2008．
    http://www.j-circ.or.jp/guideline/pdf/JCS2008_miyatake_h.pdf
17) Freifeld, AG. et al. Clinical practice guideline for the use of antimicrobial agents in neutropenic patients with cancer: 2010 update by the infectious diseases society of america. Clin Infect Dis. 2011; 52:e56-e93.
18) Masaoka T. Evidence-based recommendations for antimicrobial use in febrile neutropenia in Japan: Executive summary. CID 2004: 39 (Suppl 1) S49-S52
19) CDC. Guideline for prevention of surgical site infection, 1999.
    http://www.cdc.gov/hicpac/pdf/SSIguidelines.pdf
20) CDC. Sexually transmitted diseases treatment guidelines, 2010.
    http://www.cdc.gov/std/treatment/2010/STD-Treatment-2010-RR5912.pdf

●著者略歴

矢野邦夫 (やの　くにお)

浜松医療センター　院長補佐　兼　感染症内科長　兼　衛生管理室長

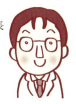

1981年	3月	名古屋大学医学部卒業
1981年	4月	名古屋掖済会病院
1987年	7月	名古屋第二赤十字病院
1988年	7月	名古屋大学第一内科
1989年	12月	米国フレッドハッチンソン癌研究所
1993年	4月	浜松医療センター
1996年	7月	米国ワシントン州立大学感染症科　エイズ臨床短期留学
		米国エイズトレーニングセンター　臨床研修終了
1997年	4月	浜松医療センター　感染症内科長（現職）
1997年	7月	同上　衛生管理室長（現職）
2008年	7月	同上　副院長
2020年	4月	同上　院長補佐（現職）

医学博士、浜松医科大学 臨床教授
インフェクションコントロールドクター、感染症専門医、抗菌化学療法指導医
血液専門医、日本輸血学会認定医、日本内科学会認定医
神奈川県立保健福祉大学実践教育センター 非常勤講師
日本感染症学会 評議員、日本環境感染学会 評議員
日本エイズ学会 会員、日本臨床微生物学会 会員

＜著書＞ねころんで読めるCDCガイドライン（メディカ出版）、ねころんで読める抗菌薬（メディカ出版）、エビデンスに基づいた抗菌薬適正使用マニュアル（メディカ出版）、エビデンスに基づく院内感染対策のための現在の常識（永井書店）、HIVマニュアル（日本医学館）など多数

もっとねころんで読める抗菌薬
ーやさしい抗菌薬入門書2

2015年 3月10日発行 第1版第1刷
2020年 4月20日発行 第1版第6刷

著　者　矢野　邦夫
発行者　長谷川　素美
発行所　株式会社メディカ出版
　　　　〒532-8588
　　　　大阪市淀川区宮原3-4-30
　　　　ニッセイ新大阪ビル16F
　　　　https://www.medica.co.jp/
編集担当　井潤富美
装　幀　松﨑和枝
イラスト　藤井昌子
印刷・製本　株式会社廣済堂

©Kunio YANO, 2015

本書の複製権・翻訳権・翻案権・上映権・譲渡権・公衆送信権（送信可能化権を含む）は、(株)メディカ出版が保有します。

ISBN978-4-8404-5308-0　　Printed and bound in Japan

当社出版物に関する各種お問い合わせ先（受付時間：平日9：00～17：00）
●編集内容については、編集局 06-6398-5048
●ご注文・不良品（乱丁・落丁）については、お客様センター 0120-276-591
●付属のCD-ROM、DVD、ダウンロードの動作不具合などについては、
　　デジタル助っ人サービス 0120-276-592